JN260774

恵寿総合病院家族みんなの医療センターセンター長
特定非営利活動法人周生期医療支援機構（ALSO-Japan）代表理事 **新井隆成**［監訳］

病院前救護のための産科救急トレーニング

妊娠女性 **院外分娩** に対する**実践的**な対処法

Advanced Life Support Group

Pre-hospital
Obstetric
Emergency
Training

中外医学社

Pre-Hospital Obstetric Emergency Training
The Practical Approach

by Advanced Life Support Group

©2010 by Blackwell Publishing Ltd
All rights reserved. No part of this publication may be reproduced, stored in a retrieval system, or transmitted, in any form or by any means, electronic, mechanical, photocopying, recording or otherwise, except as permitted by the UK Copyright, Designs and Patents Act 1988, without the prior permission of the publisher.

Japanese translation rights arranged with
John Wiley & Sons Limited (a company of John Wiley & Sons, Inc.)
through Japan UNI Agency, Inc., Tokyo

執筆者

Sally Evans　　　　　英国ミドルズブラ助産学
Kim Hinshaw　　　　英国サンダーランド産婦人科学
Helen Simpson　　　 英国ミドルズブラ産婦人科学
Mark Woolcock　　　カナダトルロー病院前医療学
Malcolm Woollard　 英国コベントリ病院前医療学
Jonathan Wyllie　　英国ミドルズブラ新生児学

献辞

　このマニュアルと関連コースの進捗中における家族の寛容さと援助に感謝する.

●訳者（執筆順）

新井 隆成	恵寿総合病院家族みんなの医療センターセンター長 特定非営利活動法人周生期医療支援機構（ALSO-Japan）代表理事	
伊藤 雄二	公益社団法人地域医療振興協会理事 総合診療産婦人科養成センターセンター長 市立恵那病院副管理者	
藤岡 洋介	静岡家庭医養成プログラム森町家庭医療クリニック所長	
吉岡 哲也	けいじゅファミリークリニック院長	
伊達岡 要	金沢大学大学院医薬保健学総合研究科周生期医療専門医養成学講座	
鈴木 大輔	太田西ノ内病院産婦人科	
菅原 準一	東北大学名誉教授／スズキ記念病院副院長	
深澤 宏子	山梨赤十字病院産婦人科部長	
平田 修司	山梨大学大学院医学工学総合研究部産婦人科名誉教授	
中山 理	聖隷浜松病院産婦人科部長	
小川 正樹	東京女子医科大学病院母子総合医療センター准教授	
鈴木 真	亀田総合病院総合周産期母子医療センター長	
吉本 英生	富山県済生会高岡病院産婦人科部長	
林 寛之	福井大学医学部附属病院総合診療部長・教授	
加藤 一朗	隠岐広域連合立隠岐病院副診療部長	
村井 隆	愛仁会高槻病院救急科部長	
飯塚 崇	富山県済生会高岡病院産婦人科	

●校正協力者

鏡 京介	金沢大学附属病院産科婦人科
高多 佑佳	金沢聖霊総合病院産婦人科
牧 尉太	岡山大学病院産科婦人科

〔注〕
薬剤とその投与量はこのテキストに記載されている．その正確性については最善を尽くしたが，著者，編集者，出版社，そして印刷社は過失に対して責任を負うことはできない．正しい薬剤量に関する最終責任はその薬剤を投与する実施者にある．

推薦者序文

　様々な医療従事者に実践的なアドバイスを与える"POET"を読んで，驚き，感激した．POETは病院前の医療従事者向けのものであるが，その内容は看護師，助産師，GP，そして医師登録前においても後においても医師にとって役に立つ情報が含まれている．各章の構成は，産科医療サービスの組織から始まり，解剖，生理学，正常分娩の詳細まで様々な範囲を広く網羅している．本書では，産科的患者への全身的アプローチから妊娠初期，後期，分娩中の救急管理に至るまで，各章が論理的に導いてくれる．診療手順の説明とフローチャートは，最善の対処を提供するための論理的ステップを読んで記憶する最も簡単な方法である．

　「9章　出生時の新生児処置」の章は，本書のような書物においては歓迎される章である．妊娠中の非産科的救急，心停止，ショックの管理には，非妊娠女性に関連したものとは違う管理を要する問題が存在する．これらの病態の管理に必要な知識について，本書では理解しやすいように解説されている．この章は産科以外の医療従事者にも役に立つだろう．

　POETは病院前の医療従事者に必要な知識をわかりやすく網羅している．しかし，私は本書を，病院前あるいは産科のない病院で妊婦に遭遇する可能性のある看護師，助産師，GP，救急医など，より多くの読者に推薦する．病院前の妊産婦救護という複雑な主題を単純化し，この分野の病院前医療従事者にとって必要な知識をまとめた著者の先生方に敬意を表する．

S. Arulkumaran FRCOG, PhD
ロンドンセントジョージ大学産婦人科主任教授
2009年11月

著者序文

　病院前の産科的事故は英国救急サービスに対する高額化している訴訟請求額において重大な割合を占めている．これらの訴訟は，問題を認識して管理することができない場合や早産児を取り扱う適切な備品の欠如によって起こっている．

　英国立救急医療隊員カリキュラムが英国に導入された後長い間，"二次救命処置"レベルにおいて産科的救急管理についての特別なトレーニングはカリキュラム内容に含まれてこなかった．大抵の隊員は，初心者の頃に，最初の救急技能トレーニング中で半日のレクチャーを受けただけである．1999年以降，産婦人科学の二次救命処置が新入隊員に対するパラメディックコースの必須項目となったが，我々は既存の隊員もアップデイトトレーニングとしてこのトレーニングを受けることを期待していた．しかしながら，我々の知る限り，英国の多くの地域で救急医療隊員はそのようなトレーニングを受けてきていない．

　CEMACH（A confidential enquiry into maternal and child health）の母子健康レポートは，死亡する妊婦の多くは「乱れた生活スタイルを持ち，妊娠サービスを保証されていない」ことを指摘した．救急サービスはこれらの患者やその関係者が接する最初の健康サービスになることもある．それは好ましくないことだが，救命を可能にするチャンスでもある．CEMACHレポートは妊娠中の危険因子，初期徴候，潜在的に重大な問題を予測させる徴候を広く網羅するための必要事項を特定している．そして，適切に訓練された病院前医療従事者によって部分的に対処可能な重要推奨内容を示している．

　例：すべての医療スタッフは定期的に，文章化され監査を受けた訓練を受けなければならない．以下にその内容を示す．

　●重症の医学的，精神的健康状態に対する統一された一次管理と専門家へ

の紹介：妊娠に関連がなくても妊産婦に影響を及ぼす可能性のあるものすべてを含む．
- 重症妊娠疾患と切迫した母体虚脱の早期認識と管理
- 一次，迅速対応そして二次救命の促進：妊婦，新生児をケアするスタッフのための多くの付加的トレーニングが提供されていること．

スタッフが限界を認識できることも大切であり，援助を呼ぶ際，いつ，どのように，誰を呼ぶかを知っている必要がある．

このマニュアルと関連する二次救命グループトレーニングコース（通称POET）が病院前の広い領域における医療従事者の教育的ニーズに見合うことを願っている．このテキストとトレーニングコースの両方が，上級救急隊員，産科医と助産師，そしてすべての医療従事者と経験豊富な教育者という多職種訓練チームによって発展してきた．POETコースを教えるチームは，病院前と産科の専門知識・技能を連結させるという哲学をもった多職種専門家会員である．救急隊員と病院前の医師が我々の読者とコースを受講する人たちの大半を占めるが，POETはまた，予約なしの患者を受け入れる医療センターで働く看護師，高次施設から遠く離れた場所で働く助産師や総合医にも特に役立つだろう．

POETが病院前医療従事者の自信と能力を養い，母体と胎児の死亡率，罹患率を減少させることに貢献することを心から願っている．

Malcolm Woollard,
Helen Simpson,
Kim Hinshaw
and Sue Wieteska
2009年11月

謝辞

とても多くの人たちがこの本と関連トレーニングコースの作成のために尽力してきた．著者は貢献してくれたすべての人たち，すべてのPOETインストラクターの努力に感謝する．彼らはこの書籍とコースの過程のなかで意見のために時間を割いてくれた．特にBernadette Normanはこのテキストの全レビューを完成させてくれた．

二次救命グループ（ALSG）のRachel Adamsのサポートにも感謝の意を表する．テキストデザインの最初の線画下絵を作成したKate Wieteskaにも心から感謝する．ALSG/CAI母体と小児救急（EMCH）プログラムとALSG産科救急管理と外傷（MOET）コースには，図使用の協力に感謝する．

最後に，POETコースに積極的に参加した受講者に感謝する．間違いなく，あなた方は今後へ向けての発展的な批評を提供することになるだろう．

連絡先詳細とウェブサイト情報

ALSG: www.alsg.org
BestBETS: www.bestbets.org

ALSG コース詳細は，上記ウェブサイトまたは下記まで：
Advanced Life Support Group
ALSG Centre for Training and Development
29-31 Ellesmere Street
Swinton, Manchester
M27 0LA
Tel: +44（0）161 794 1999
Fax: +44（0）161 794 9111
Email: enquires@alsg.org

改訂

　本書に含まれる内容は，おそらく4年ごとに改訂されます．しかし，その間にも診療は変化するでしょう．それらの内容はALSGのウェブサイトに掲載されるので，読者の皆さんは，定期的にウェブサイトをチェックしてください（URL: www.alsg.org ―改訂についてはコースページに掲載されます）．ウェブサイトにアクセスすることによって，改訂された内容を含む新しいページをダウンロードすることができ，古いものと入れ替えることができます．

参考文献

　ALSG ウェブサイトコースページ www.alsg.org - references にアクセスしてください．

オンラインによるご意見

　コース修了後のプロバイダーと連絡を取り続けることは，ALSG にとって重要です．現在，コースを修了したすべての人たちに修了後 6 カ月間コースについてのご意見をオンラインで求めています．この情報は，コースが受講者に最適なトレーニングを確実に提供できるように，コース改訂の際には必ず利用されます．

訳者序文

　今回，ALSO-Japan認定インストラクターの有志が中心となって翻訳したのは，英国で開発された病院前産科救急のシミュレーション教育コースPOETの教科書である．
　昨今，心肺蘇生，外傷，災害医療など，救急医療に関わる医療従事者を対象としたシミュレーショントレーニングが常に全国で開催されている．ACLS，BLS，PALS，NCPR，JATEC，JPTEC，DMATなど，様々な医療状況に応じて標準化されたシミュレーション教育が日本国内にしっかり定着している．それらの教育コースは，すべての救急プライマリケアにおいて，対応する医療従事者間にチーム医療に必要な共通言語を提供し，医療の質を維持向上させるために役立っている．
　「女性の生命を脅かす状態」のなかに，「妊娠に関連したもの」が存在していることは広く認知されているところであり，それに関わる可能性のある医療従事者を対象とした標準化されたシミュレーション教育も，日本国内においてここ数年急速に普及し始めている．現在日本で普及している産科救急に関わるシミュレーション教育はALSO（Advanced Life Support in Obstetrics）とBLSO（Basic Life Support in Obstetrics）である．ALSOは，1991年米国で開発され，現在，世界63カ国で導入され，16万人以上がこのコースを修了した．POETのなかには，ALSOプロバイダーコースの教科書からの引用が多くあり，英国と米国が，産科救急の教育コースをグローバルスタンダードとして標準化する上で，その内容を共有し合っていることがよく理解できる．NPO法人周生期医療支援機構（本部石川県）が行っているALSO-Japan事業においても，2011年より，病院前や救命救急センターにおける産科救急への対応訓練を目標としたBLSOコースが始まった．日本国内においては，2010年調査で推定1,200例の病院前出産があり，それに関わる救急隊の多くが産科救急に関する教育の必要性を認識しているという

ことが報告されたからである．

　日本で行うBLSOコースの内容を検討するにあたり，我々は日本における産科医療の背景を十分に考慮し，日本国内で今最も必要とされる病院前産科救急の内容やグローバルスタンダードの両面から調査を行った．その際，ALSO Internationalの示すBLSO素案をもとに，このPOETの内容についても研究を行った．

　BLSOコースは，現在地域三次救急医療施設，県の産科医療対策，離島医療における開催をはじめ，日本プライマリケア学会の教育セミナー，東北メガバンクが行っている東日本大震災の復興事業などで導入され，コース開催数が増加してきている．

　POET翻訳版は，産婦人科以外でも産科救急に関わる可能性のある全医療従事者の教育教材として役立つだけでなく，産婦人科医や助産師にとっても病院前産科救急という観点で多くの有益な情報を提供するものと期待している．産科救急に関わる医療従事者間の共通言語としてPOETをぜひ活用していただきたい．

　救急医療は，「助けられた命」という観点で常に振り返ることを義務づけられている．「助けなければならない2つの命」という特殊性から供給の追いつかない医療領域として問題を抱える産科医療であるが，より広い医療従事者を対象としたプライマリケア教育の推進によって新たな連携構築の可能性が広がり，産科医療の維持向上につながることを願って止まない．

訳者代表
金沢大学大学院医薬保健学総合研究科
周生期医療専門医養成学講座特任教授

新 井 隆 成

2013年12月

翻訳の序（救急医の立場から）

　病院で「おめでとうございます！」と患者さんが言われるのは産科をおいて他にそんな科はない．特殊で神秘的な生命の営みに触れることができるのは産科の醍醐味であろう．一方，救急の世界では心筋梗塞，くも膜下出血，大動脈解離，髄膜炎などなど致死的な疾患は枚挙にいとまがない．「おめでたくない」まさかの疾患のオンパレードだ．そんな中，現実問題として産科救急だけが置き去りにされてきた感は否めない．神秘の領域の産科救急に素人の他科の医療者が手を出してよいはずもなく，「妊婦」と聞くや『逃げ』の態勢に入ってしまう医療者は多いのではないだろうか．医療者に逃げられ，患者さんがどこにも行けない『たらい回し』が世間で問題になって久しい．なんと悲しいことか．挙句，最前線で戦う産科医が疲弊し，転帰が悪いと当然の如く，刃が医師に向くのでは「逃げ得」vs「受け損」という奇妙な構図ができ上がってしまう．不幸の連鎖の始まりだ．

　我々医療者は本来チームとして産科救急を支える必要がある．患者さんが途方に暮れるのを指をくわえてみているのでは医療者の沽券に関わる．救急隊，救命士，ナース，そしてプライマリケア医が底支えをして，産科医にいい状態で命のリレーをしないといけない．ただ今まで神秘のベールに隠れていた産科救急の基本的なことすらあまり系統だてて教育される場がなかったのも事実．「やる気はあるけど，わからない」，そんな悩みを解決すべく，ここに POET という素晴らしいテキストができあがった（パチパチパチ）．日頃産科を専門としない医療者でも "must NOT miss" の疾患を整理し，初動の基本を学ぶことができることになったのは，産科救急の夜明けとも言えるのではないだろうか（あ，大げさですみません）．

　各章では大事なところは囲み記事でわかりやすくなっており，初学者はここだけ読んでおいても損はない．少ない労力，最大効果もとりあえず OK だ．また訳者達が日本の実情にあわせてうまく改編してあるので，ただの訳

本ではないところもいい．本書は BLSO（Basic Life Support in Obstetrics）という産科救急トレーニングコースの参考書としても利用されるものであり，その気になった読者は是非とも理論武装をして，実際の BLSO コースにも挑戦してみて欲しい．知識と技術が融合して初めて臨床現場で使えるものになってくるはずだ．そうなると産科救急が待ち遠しくなってしまうから，アラ不思議．みんなで勉強すれば産科救急も恐くない．お産って通常は正常な営みだから，それをきちんと助けることができるようになるだけでも結構嬉しいものだ．ヌルヌルの人形を使った実習はリアルで興味深い．そんな喜びを産科からおすそ分けしてもらいつつ，いざという時には産科救急の初動をしっかりできるようになれば鬼に金棒ってもんだ．この本を手に取ったあなたへの社会の期待やニーズは無限に広がっている．さぁ，勇者よ（アレ？いつの間にか勇者になっちゃった），是非 POET を熟読し，BLSO や ALSO の標準化コース受講で生きた知識と技術を獲得して，あなたの目の前の患者さんを助けよう．本書はドラえもんの「どこでもドア」，ワンピースのゾロの「三刀」，名探偵コナンの「腕時計型麻酔銃」，進撃の巨人の調査兵団の「立体機動装置」，イヤミの「シェー」…あ，もういい？…に匹敵する産科救急必携の書なのだ．さて，まずは囲み記事から読み始めますか，テヘッ．

福井大学医学部附属病院総合診療部長・教授

林　寛之

2013 年 12 月

目　次

第1章　産科医療サービス……………………………〈新井隆成〉　1
　　　　産科医療サービスの組織，産科と婦人科の救急の疫学と
　　　　救急サービス，GP，そして助産師の役割…………………　1

第2章　妊娠に関連した法律，倫理と統治（ガバナンス）
　　　　……………………………………………………〈伊藤雄二〉　8
　　A．同　意……………………………………………………………　10
　　B．秘密保持…………………………………………………………　14
　　C．死の宣告…………………………………………………………　15
　　D．医療過誤と過失…………………………………………………　15
　　E．文化的問題………………………………………………………　18
　　F．専門家の説明責任………………………………………………　19
　　G．薬剤管理…………………………………………………………　20
　　H．職場における健康と安全管理…………………………………　21

第3章　妊娠における解剖学的および生理学的変化
　　　　……………………………………………………〈藤岡洋介〉　24
　　　　妊娠における解剖学的および生理学的変化と
　　　　臨床管理における関連……………………………………………　24

第4章　正常分娩………………………………………〈吉岡哲也〉　35
　　A．正常分娩と娩出…………………………………………………　35

第5章　妊婦患者に対する体系的なアプローチ………〈伊達岡　要〉　46
　　A．産科的初期評価（Primary obstetric survey）………………　46
　　B．産科的全身観察（Obstetric secondary survey）……………　52

　　　　C. 産科的な病歴の聴取と評価·· 52
　　　　D. 産科患者の引き継ぎ··· 59

第 6 章　妊娠初期の救急と婦人科手術の合併症········〈鈴木大輔〉 62
　　　　A. 婦人科術後患者の評価と管理·· 62
　　　　B. 流　産 64
　　　　C. 子宮頸部ショック 65
　　　　D. 異所性妊娠 68

第 7 章　妊娠後期における産科救急疾患······························· 73
　　　　A. 妊娠中の高血圧·····································〈菅原準一〉 73
　　　　B. 早　産······························〈深澤宏子　平田修司〉 84
　　　　C. 分娩前出血 86
　　　　D. 常位胎盤早期剥離 90
　　　　E. 前置胎盤 92
　　　　F. 子宮破裂 93
　　　　G. 胎児先進部と母体・胎児の長軸位置関係
　　　　　　（プレゼンテーション，ライ，ポジション）······〈中山　理〉 94
　　　　H. 多胎妊娠···〈小川正樹〉 111
　　　　I. 肩甲難産 115
　　　　J. 臍帯脱出 119
　　　　K. 臍帯破裂 122
　　　　L. 他の臍帯疾患 123
　　　　M. 羊水塞栓 125

第 8 章　分娩後の緊急疾患································〈鈴木　真〉 131
　　　　A. 産道損傷 131
　　　　B. 一次性分娩後大出血 134
　　　　C. 子宮内反症 138
　　　　D. 二次性分娩後大出血 142

	E. 産褥感染（産褥敗血症）		143
	F. 敗血症		146

第9章　出生時の新生児処置　〈吉本英生〉　147
  A. 病院外出産　147
  B. 病院への搬送　157

第10章　非産科救急のマネージメント　159
  A. 周産期精神疾患　〈林 寛之〉　159
  B. 静脈血栓塞栓症　162
  C. てんかん　165
  D. 妊婦の糖尿病　167
  E. 妊婦の外傷　171
  F. 妊娠中の心疾患　〈加藤一朗〉　176
  G. 妊娠中の呼吸器疾患　178
  H. 妊娠中の薬物不正使用　184
  I. 一酸化炭素中毒　186
  J. 妊娠中の強姦と性的暴行　189

第11章　妊娠中の心停止とショック　193
  A. 妊娠中の心停止　〈村井 隆〉　193
  B. 死戦期帝王切開　〈飯塚 崇〉　204
  C. 妊婦のショック　206

略語　215
用語解説　217
文献　225

索引　229

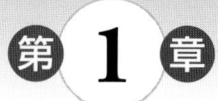

産科医療サービス

目標

この章を読むことによって，以下の事項習得を目標とする．
- 産科的患者の管理に関連する異なる職種間の関係を理解できる．
- 母子手帳の機能と重要性そして効果的な使用法を理解できる．

産科医療サービスの組織，産科と婦人科の救急の疫学と救急サービス，GP*，そして助産師の役割

妊娠を扱う組織

産科学は，最適な医療を提供するために助産師と医療スタッフがともに働く専門分野である．その医療の大多数は総合病院以外の環境のなかで，地域の助産師によって提供されている．入院による出産前医療は，今はあまり普通ではなく，もう長い間行われていない．同様にすべての女性を出産後長期入院管理することも，帝王切開の場合でさえ減少し，地域での医療提供が大多数となった．

GPが妊娠に関する医療を提供する機会は，あらゆる種類の妊娠ケアにおいても最近減少しており，分娩を取り扱うGPはごく限られている．

---

*GP（general practitioner）：英国のプライマリケア医．家庭医（family doctor）ともよばれ，あらゆる疾患の初期診察，治療を行う．

■ 出産場所

　妊娠女性は出産前に，出産場所を選ぶためのリスク評価を受ける．この評価は助産師と医療スタッフが協力して行い，必要に応じて，既往歴，産科歴，最近の妊娠の状況も評価に含まれる．その評価後に，妊娠女性は出産場所を選ぶためのアドバイスを受ける．

　自宅出産，医師主導分娩施設と同じ場所にある助産師主導分娩施設，医師主導分娩施設と違う場所にある助産師主導分娩施設，あるいは医師主導分娩施設，妊娠女性はいずれも選択することができる．大多数は，女性が自分の出産に合った場所を「選択」する．たとえその女性に高リスクの要素があったとしても，助産師はその人の最終選択をサポートする義務を持っている．時々このことが問題を引き起こす．例えば自宅出産の場合，アクセスが悪い，電話が通じない，自宅環境が理想からかけ離れているなどの問題である．高リスク妊娠の女性のなかにも自宅出産を要望する妊婦がいる．

■ 分娩様式

　多くは正常分娩であるが，英国の帝王切開率は全体で23％である．しかし，この率に関しては各分娩施設間に有意な差が存在する（15〜30％）．帝王切開は主要な外科手術であり，重大な母子のリスクに関わる可能性がある．

■ よくある救急要請

- 陣痛発来＋/－分娩（正期産期または早産期）
- 出産前または出産後出血（流産を含む）と婦人科的手術後出血
- 陣痛以外の腹痛
- 子癇（これは最近めずらしく，病院で高リスク妊婦に対する硫酸マグネシウム剤投与のおかげで10,000件に2例まで減少した．しかし逆に言えば，予防が十分に行われていないと子癇患者に遭遇しやすい地域が存在することを意味している）．
- 臍帯脱出

■ 搬　送

　搬送は分娩開始前，分娩中，あるいは分娩後にリスクが増悪し，その女性

や新生児をある場所から他の場所へ移動させる必要が生じた場合に起こる．それは，分娩のどの時期にでも起こる可能性がある．

a. 自宅分娩からの搬送
最も多い搬送理由は，分娩経過の問題，胎児または母体の状態，あるいは新生児の状態である．

b. 助産師主導分娩施設からの搬送
最も多い搬送理由は，分娩経過の問題，胎児または母体の状態，あるいは新生児の状態である．

c. 医師主導分娩施設からの搬送
最も多い搬送理由は，胎児のために新生児コットを利用可能にする必要性が生じた場合である．その分娩施設が適切な新生児管理の設備を有していなかったり，コットが満床である場合がこれにあたる．場合によっては，妊婦は母体専門家による治療を受けるための分娩施設に移らなければならない．

これらすべてのシナリオにおいて，助産師（または医療スタッフ）が妊婦に付き添い，搬送中問題が生じた場合には大切なアドバイスや知識を提供する役割を果たすことになる．医療スタッフの担う役割について表 1-1 を参照．

> **重要事項** 分娩が切迫している場合は，予定していた分娩施設よりも，最も近い分娩施設に変更せよ．

役割

> **重要事項** 二次搬送中，産科的患者の臨床的管理上必要な特徴の多くは，自宅や最初の入院中に要求されるものと類似している．例：患者を左斜め 15～30°体位を保持して搬送すること

> **重要事項** Scoop and Run（スクープ＆ラン）は，産科救急対応でよく行われる．

1章 産科医療サービス

表 1-1 医療スタッフの役割

	救急隊員	助産師	GP	産科医（電話対応）
臨床症状	評価	評価	評価	
対応可能な一次処置	二次救命処置 産科的処置	二次救命処置の補助 産科専門知識・技能	二次救命処置の補助 産科的処置*	処置への助言
搬送	・搬送を提供 ・受け入れ先との連携 ・病院内の受け入れ ・産科部門の正確な場所を確認	・最も適切な受け入れ分娩施設を助言 ・受け入れ先との連携 ・搬送のタイミングと必要性を助言		・最も適切な受け入れ分娩施設を助言 ・搬送のタイミングと必要性を助言
助言		産科専門知識・技能	全身状態	産科専門知識・技能

*GPのなかには産科的専門知識と技能を持ち合わせている医師もいる

　病院内の一般的な搬送と特に新生児搬送についての管理における追加的な情報は，それぞれ STaR（Driscoll, et al. 2006）と PaNSTaR（Byrne, et al. 2008）テキスト本に書かれてある．

入院手続き

　これは，地域の取り決めによって違う．産科の患者は普通，トリアージまたは評価部門あるいは分娩病棟といった産科専用施設に直接入院する．重度外傷の場合は，産科的患者も救命救急科に運ばなければならない．内科的問題の場合は，内科の診療を経由して入院する．

　多くの部門があるが，妊娠初期の問題を抱えている場合は，妊娠初期評価部門を経て婦人科に入院する．

母子手帳の使用

　英国の妊産婦診療施設はたいてい，女性に母子手帳を渡している（図1-1）．女性たちは，これらの手帳に責任を持つことによって，よりよい情報を与えられたと感じていることが報告されており，そのことによって自分たちのマタニティケアへの取り組みにより前向きになる．これらの母子手帳を

```
           MATERNITY UNIT
             (産科施設)

          MATERNITY NOTES OF:
              (母子手帳)

   ┌─────────────────────────────────┐
   │ NAME(名前):                      │
   │ ADDRESS(住所):                   │
   │                                 │
   │                                 │
   │                                 │
   │ TELEPHONE(電話番号):             │
   │ DATE OF BIRTH(生年月日):         │
   │ HOSPITAL NO(病院 No.):           │
   └─────────────────────────────────┘

  NAMED MIDWIFE(助産師)

  TEAM(チーム)

  CONSULTANT(医師)          USS EDD:(超音波検査による予定日)

  GP                        GP TEL NOS.(GPの電話番号)

  AMBULANCE NUMBER:(救急車ナンバー)


       (この手帳をいつも携帯してください)
     PLEASE CARRY THESE NOTES WITH YOU AT ALL TIMES
```

図 1-1 母子手帳の表紙例

携帯していることはまた，妊産婦と医療提供者間のコミュニケーションを促進するという点で妊産婦の満足度を上昇させている（DH. 2006）．

報告されている周産期と母体の死亡率，罹患率についての多くの原因は，潜在的に避けることができたものであり，しばしばコミュニケーションの欠如と関連がある（Elbourne, 1987）．したがって，母子手帳は医療提供者にとって，医療の質を向上し，有害事象を減らすために役立つ妊産婦との重要な絆である．

英国のいろいろな地域にある母子手帳には，様々なバリエーションがあるが，一般的な原則は以下である：

- 表表紙は，女性の名前，住所，指定助産師，コンサルタントそして GP の名前である．
- 女性が読むための注記情報には，適切な助言が得られる電話番号，スクリーニング検査そして定期健診の内容が含まれている．
- その注記によって，その女性が低リスクか高リスクいずれの扱いが必要かを知ることになる．いずれに入るかは，現在の妊娠中における状態，あるいは以前の妊娠経過と最近の内科的状態に関する確認項目によって決まる．
- 分娩前の項は，行われたすべてのスクリーニング検査，定期健診，超音波検査結果，胎児成長経過を掲載している．
- この項は，その女性の担当助産師と相談してバースプランを完成させるために役立つことになる．
- 分娩，産後の項は，出産時の状態，新生児の検査所見，児への栄養など，赤ちゃんについての詳しい情報が掲載されている．
- その項には，すべての診察，スクリーニング検査が記録される．
- たいていの母子手帳には，**警告ページまたは警告欄がある**．そこには，あらゆる問題や潜在する問題点が記載され，場合によってはそれらの問題点に対処するための診療計画が示されていることもある．**すべての医療専門家はこのページに注記を行うことができるし，またそうすべきである**．
- 医療専門家間で情報交換する項があり，妊婦の潜在的問題を確認し治療計画を立てることに役立つ．**すべての医療専門家はこのページに注記を行うことができるし，またそうすべきである**．
- 救急隊は，病院に搬送されたことのない産科的患者を搬送した場合，患者記録用紙のコピーを母子手帳の中に残すべきである．
- あらゆる病院への入院時，そして定期健診時には，妊婦が母子手帳を必ず携帯することが最も重要である．しかし，妊娠のごく初期において，まだ指定助産師から母子手帳の交付を受けていない場合はその限りではない．その時期はまだ妊婦自身としっかり面談することが大切である．

キーポイントのまとめ

産科的患者の診療においては，他の医療専門家の役割を知ることが大切である．どんな医療専門家も患者の母子手帳にある警告ページに注記できるし，またそうすべきであることを忘れてはいけない．

〈新井隆成〉

妊娠に関連した法律,倫理と統治（ガバナンス）

目標

この章を読むことによって，以下の事項習得を目標とする．
- 英国の救急サービスに対して起こされた訴訟の中で，産科に関連して発生した事故とその影響について議論できる．
- 成人および年少者の患者から同意を得る手続きについて説明することができる．
- 患者の秘密保持の重要性や，その法的な背景について議論できる．
- 産科症例における適切な死の宣告について自分の考えを主張し議論できる．
- 一般的な訴訟の原因について明らかにできる．
- 怠慢や不注意で事故が起こったことを明確にし，その根拠を示すために必要な具体的内容について述べることができる．
- 病院前産科医療対策における様々な文化的問題の影響について議論できる．
- 病院前の医療従事者として専門職の責任についてはっきりと述べることができる．
- 病院前における薬剤管理の手続きについて述べることができる．
- 英国の労働安全衛生法に関する雇用主と従業員の役割について議論できる．

はじめに

病院前の産科に関連した事故について，英国の救急サービスに対して起こされた高額賠償請求訴訟の割合は明らかに上昇している．10年間の全訴訟

272件のうち，産科の症例はわずか13件であったが，これらの症例の平均賠償金額は815,000ポンド（約1億6300万円）であった．またそのうち4件は100万ポンド（約2億円）以上の金額であった．これらの訴えは，問題を発見あるいは管理できなかったとして起こされたか，あるいは早産児を治療するための適切な設備がなかったとして起こされていた．最も高額な賠償請求額は3,375,000ポンド（約6億7500万円）であったが，それは妊娠26週で出生した児を管理するための設備がなかったことに対する申し立てに関連したものであった（Cobbie and Cooke. 2008）．

英国において，産科救急事例の結果として死亡する女性や児の数は少ないが，もしこれらの症例についての迅速な認識と管理に対する効果的な訓練が病院前の医療提供者に対して行われていれば，死亡例の中の何例かは死を回避できたかもしれない（Woolland, et al. 2008）．産科医療を分娩前から予防的に行っておくことは，何か問題が起こった後で治療するより効果的であるかどうか議論のあるところではある．しかし，母児の健康に関する信頼性の高い調査（Confidential Enquiry into Maternal and Child Health: CEMACH）によれば，亡くなった多くの妊婦が"劣悪な生活を送っていたり，妊娠に関するサービスを受けるのが困難であった"ことを示唆する報告がなされている．その報告のなかで，優先して推奨するべき上位10項目の内容について，以下のように述べられている．

すべての医療スタッフは定期的な記述，文献，あるいは聴講による以下の訓練を行わなければならない．

- 重大な医学的，精神的状態を認識し初期管理を行い，適切な医療機関に紹介することは，それが妊娠に関連していなくても，妊婦や最近分娩したばかりの褥婦に対してよい影響をもたらすだろう．
- 重大な合併症を持った妊婦や差し迫った妊婦の状態悪化を，早期に認識し管理すること．
- BLS，ICLS，ACLSに関する技能の向上．妊婦や新生児のケアを行うスタッフのために追加訓練として多くのコースを提供すること．

そして，スタッフにそれぞれの限界を認識させ，いつ，どのようにし

て，誰に助けを求めるかをスタッフ自身が知ることもまた必要である（CRMACH. 2007c）．

　1999年，救急救命士のマニュアルに新たに産科と婦人科の項目が追加され，学ぶべき必須項目となり，後に救急救命士の認定に必要な項目となった（Dawson, et al. 1999）．これらの内容は救急救命士を目指す学生には5日以上教えられる．この内容が必須となるより先に，すでに認定された救急救命士は，3年間の資格更新時に必須項目の1つとして追加受講する予定であった．しかしながら，複数の事例報告によると，その訓練の受講期間が限定されたことや，常に現役の産科医や助産師が講義していたわけではなかったことから，これらの訓練についての強い要望に十分に応えるような内容が提供されなかったようである．

　すべての認定されたヘルスケアの専門家は，最終的に自分自身の能力について責任を持っている．その能力とは，自分が何を訓練すべきか，どのような段階を踏むべきかを認識できることであり，また実際にそれらを習得することである．そうしようとする強い動機は，患者の要求を満たすことができるようになるためという明確な動機以外にも，医療を実践するための個人的説明責任からくるものである．容認可能な標準的医療を提供することができなければ，患者の幸福を危うくするだけでなく，医療従事者としての認定や各人が積み重ねてきた経歴によって得られる収入をも危うくする．産科救急はまれではあるが，特にそれらに対する対応の誤りが続いた場合，母児に対してあるいはまた病院前の医療従事者に対しても重大な事態をもたらすに違いない．

A 同　意

　患者の利益のためだけに業務を行うことはすべてのヘルスケア提供者が負う責任であるが，時にこの原則が誤解され，患者自身の要望を超えて患者を思いやってしまう医療従事者が存在する．しかしながら治療を行う前に同意

を得る必要性は最も優先されるべきである．すべての判断力のある大人は，仮に希望する内容が自分自身にとって有害な結果をもたらすかもしれないとしても，固有の自己決定権を持っている．重大なことに，英国の産科診療において胎児自身は出生後まで母から独立した法的権利を持たない．例えば，潜在的な低酸素が分娩中の胎児に悪影響を及ぼす明白な根拠があるときでも，緊急帝王切開による分娩を母親は拒否できる．もし彼女がその決定を下すことに関して必要な判断力があるとみなされる場合，手術を強要することは刑法上の傷害と考えられる傾向にある．

　同意はどのような場合でもできる限り説明されたことを基になされるべきである．この説明のなかには，患者自身が的確な介入を求めていることを理解するだけでなく，治療によって得ることができると考えられる利益と，治療によって起こりうる合併症，さらに代替治療を選択することによる利益と不利益についても提案することが求められる．患者はまた，自分たちが望むなら提案された治療を断ったり拒否したりできることを理解しなければならないが，一方でそうすることによって患者自身や患者の児に起こりうる結果について十分に説明を受けるべきである．十分な説明がなされていないと，もし仮に患者側が提案された治療のリスクを受け入れていない場合，その結果の責任を専門家の過失にするといった悪い方向に向かう可能性がある．このような状況においては，議論が診療記録の詳細な記述を元に注意深く行われることがきわめて重要である．治療を断ったりあるいは拒否した患者（もしくは，入院が必要であり，それを勧められたにもかかわらず拒否したり，断った場合）は，常にさらなる援助を求めることができること，そして状態が悪化することを示すあらゆる徴候について説明を受けるべきであることが，助言されていなければならない．判断力のある大人に対して，彼らの意志に反して入院治療することは，医療従事者が刑法上の傷害として起訴されるに至る可能性があることを覚えておかねばならない．また入院治療に限らず，単に患者の意志に反して治療を提供しようとした場合も，判例法においての傷害と判断される可能性がある．

　患者は多くの方法で同意を示すことができる．そしてそのすべてが法の観

点からは等しく有効であると考えられ，同意は必ずしも患者の署名によって確認される必要はない．一方，患者の健康に関わる医療従事者は患者の同意が得られたことを診療記録に記載しなければならない．もし患者が施行される特別な治療について，その治療施行をはっきりと認めている場合は，明らかな同意が得られる．例えば，患者が口頭で侵襲的な治療を受け入れた後で，医療従事者は提案した処置について詳細に記述して同意を得てもよい．同意は暗に示されたものでもよい．例えば，医療従事者は鎮痛剤の注射を行いたいことを患者に説明し，もし患者が自らの腕を差し出したら暗に同意を得ていると考えてよい．同意を得ているとみなしてもよい基準は，患者に同意を得ることができるような場所や状況ではないと判断できる場合のみならず，患者側が判断力に欠ける場合や意識がない場合，あるいは救命のためや症状の悪化を避けるために治療が必要である場合（必要性の理論）などである．これが許されるのは医療従事者が患者の最大限の利益のために治療を行うという原則に基づいている．しかし緊急を要しない状況での治療にはこの原則は当てはまらない．

　現代の産科医療において，医療従事者はときに法的な年少（18歳未満）の患者に対する治療提供を求められる．16歳以上の患者は判断力のある大人と同じように治療され，同じような方法で説明による同意が求められるべきである．これはまた16歳未満の患者でも，もし彼らが何を提案されているか十分に理解できる理解力と知能を有しているならば（ときにGillick competenceもしくはFraser guidelinesが参照される），本質的には同じことである．この両方の場合において，親権者が年少者の治療に対する同意を覆すことができるわけではない．しかしながら年少の患者がケアの必要性を理解するのに十分な判断力がないことが正当な理由で反論できる場合は，親権者は救命処置を断るという年少者の決定を覆すことができる．自分自身のケアについて決定するための判断力がない年少者の場合，同意は親権者の中の誰かから得ることができる．もしそのような親権者がすぐに見つからない場合は，"必要性の理論"によって救命処置を提供することができる．またもし親権者が年少者に対する救命処置を拒否した場合，理想的には裁判所

2章　妊娠に関連した法律，倫理と統治（ガバナンス）　13

からの命令が得られるべきである．しかし，もし時間の制約があって患者に提供されるべき十分な説明ができない場合でも，救命のための侵襲的治療は

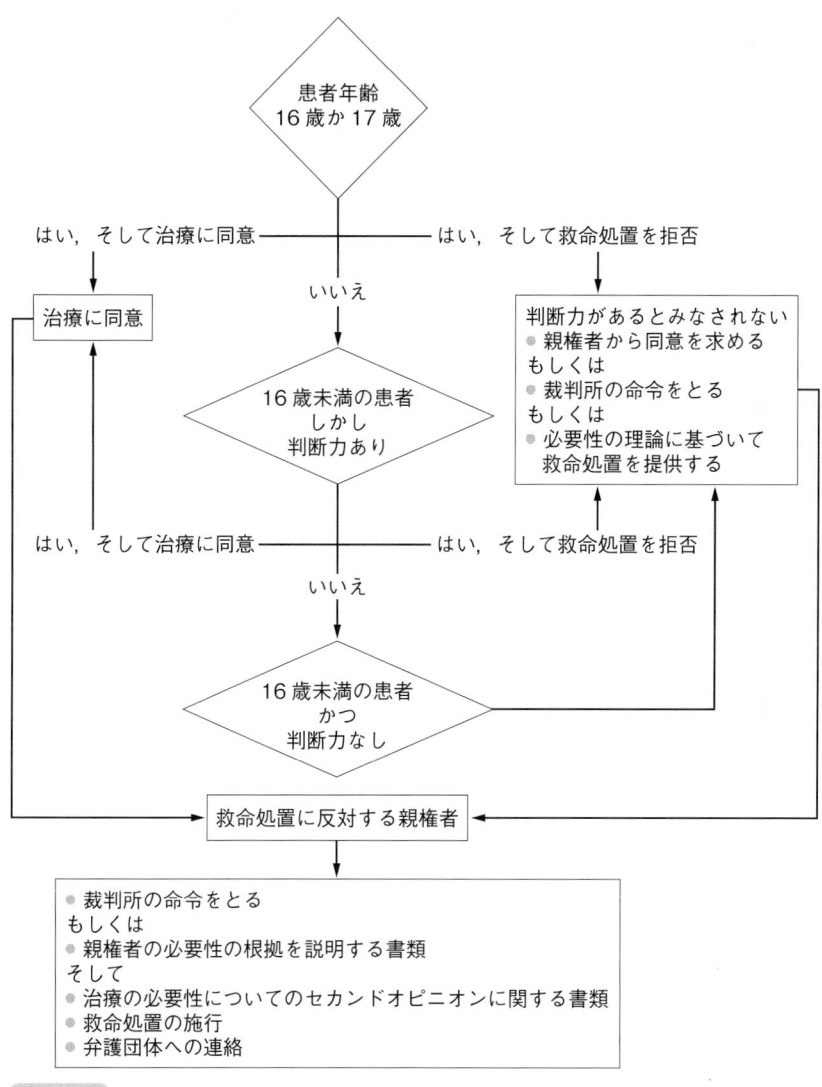

図 2-1　年少者における同意の過程

提供されるべきであり，その治療の必要性が検討される場合には他の医療従事者が立会い，かつそのことが記録されなければならない（それは，特異的な治療の必要性は治療担当者と別の同僚によって確認され，診療録へ記載されるべきであるということである）．もしこのような状況に遭遇した場合，医療従事者は事故後できる限り早急に彼らの弁護団体に連絡するべきである．

B 秘密保持

　ヘルスケアに関わるすべての職種の者には，自分たちの患者情報について守秘義務がある．これは健康に関する専門職の協会，看護師や助産師協会，あるいは総合医師協議会のような関連する専門職の団体によって公布された運用の規定に示されている．それはまた国民健康サービス提供施設の職員に対しても要求される．さらに患者情報の秘密保持については個人情報保護法（Data Protection Act. 1998）によって法的にも保護されており，またそれは電子化されたメディアに蓄積された情報だけでなく，あらゆる形式での記録に等しく適用されることを知っておかなければならない．医療従事者はいかなる患者情報も，当初集められた目的のためだけに使用されることを保証しなければならない．医療従事者は，患者を同定できる情報や診療に関する情報は，患者の治療に対して責任を持つことのできる他のヘルスケア提供者だけに共有されることもまた保証する必要があり，そのために特別な注意を払わなければならない．これは救急部門や産科部門で患者情報を扱う場合でも適用され，患者に付き添っている人がいる場合—それが患者の関係者であろうとなかろうと，患者自身に関する情報を決して口頭で伝えてはならない．病院前の状況において患者情報を電話や無線で同僚に伝えるときにも特に注意を払わなければならない．

C 死の宣告

　近年，救急救命士や看護師を含む病院前医療従事者に，病院外においても，医師に照会する必要性がないほど明らかに死を宣告できる状態の心肺停止患者に対して，死の宣告を行うことを許容するための手順書が作成されつつある．しかしながら病院前医療従事者は，ごくまれではあるが，胎児を救命できるかもしれない場合において，母体の蘇生が不可能であるとしても，母体の心肺停止がごく直近で起こったならば，通常は妊婦の蘇生を中止したり死を宣告したりするべきではない．同様に，致死的な大奇形がない場合，出産後に児の生命徴候がなくても，病院前医療従事者は蘇生を開始し，救急部のスタッフに引き継ぐまでその児を蘇生する試みを継続するべきである．

D 医療過誤と過失

　重大かつ患者の不利益となる事故や事故に至ってしまう可能性のあった事象（ニアミス）はすべて雇用主の方針に従いインシデントレポートによって報告されねばならない．真の過誤（故意に決められた手順通りに行わないような過失あるいは怠慢は含まれない）は，"個人を非難しない"という文化を基に一貫した方法によって調査されるべきであるというのが英国国民健康サービス（NHS）の方針である．この方針は，過ちから学び，同じことが繰り返されることを避けるための訓練，方針，あるいはシステムの変更が実践されることがこの問題に対する有効な対策であることを明確にしている．さらに国民健康サービス提供施設で実践されている有効な対策を，国家全体で共有するように推進するべきかが適切に評価され，そのうえで必要であれば国民健康サービスにおける医療の質の向上のための重要な対策の一部として実践されることになる．国民健康サービス提供施設のスタッフに対する公式な苦情の大多数は，患者本人や家族をはじめとした患者関係者が，医療従事者が協力的でなかったり攻撃的な態度をとったりした（ヘルスケアに関す

る委員会全体の意見がそのようにとられたり，あるいは個人的コミュニケーションの問題で）と感じてしまったということに関連している．"無能な医師は訴えられる，そして有能な医師も訴えられる，がしかし優しくて親切な医師は訴えられない" という，忘れてはならない賢明な教えがある（J Clawson, personal communication）．すべてのヘルスケアに関わる医療従事者は，自らが不愉快だったり難しいと考える状態やそのような人々に対応することが日常的に求められている．私たちはそのような状況においても個人的な判断をすることは避けられない．しかし結局のところ私たちはただの人間でしかない．私たちがどのように患者やその家族，友人と関わるかということに関しては，患者が自分の治療を決める際に，私たちは中立的な説明以外には関わらず，その決定に関していかなる役割も担わないこと，そしてそのような中立的立場に影響するような個人的な関心を持たないことが必要不可欠である．このような視点は各個人が持ち続けなければならず，その患者に関わる医療従事者以外の人にも患者や家族との関わりを知られてしまうような機会があってはならない．もし医療従事者が軽率に誰かを不快にさせた場合，より有効な方法を用いて謝罪すべきである．一方で医療従事者は，適切な助言を得る前に，最初から診療上の過ちを認めてはならない．診療上の過ちを認めてしまった場合，国民健康サービスは，訴えの原因となった事象について，その施設が当事者をどのように取り扱うべきかということについて，特にその問題に対する対応策をいつまでに提供していくべきかという時間的な問題について，そしてさらにその対応で満足しない場合において役に立つような反論の方法などについて，いくつかの標準的な対応方法を持っている．

　これまでに言われてきたように，病院前の医療従事者は怠慢であることが原因である過失に対して訴えられる危険性がある．怠慢な医療従事者とは以下のような者である．

　全く同じあるいは類似した訓練を，全く同じあるいは類似した状況で受けた一般的に慎重な医療従事者が行うことのできるレベルの行為を実行できない者（Woollard and Todd, 2006）．

Bolam v. Friern 病院の管理委員会（1957年）は，技術の習得に怠慢な医療従事者には"専門職が通常できうる基準程度"の行為を提供することも行わせないような慣例を確立した．過失に関する訴えはその医療従事者が怠慢であることや法を犯したことが疑われる行動の結果として起きるかもしれない．またしばしば達成するのは困難なことではあるが，以下の4つの項目の明示を求めるかもしれない．その第1の項目は，行動する義務である．それは，病院前において医療従事者が援助の要求に応じると同時に自動的に要求に応じることが義務であると思うこと，そして彼らがそのような要求に応え，自分たちに求められる役割を果たしたと報告することもまた，同じように本来の義務だと思っていることである．第2の項目は，ある人にあることをしなければならないという確立された義務がある場合，それを行わない（たとえば連絡に対応する，あるいは処置を提供するといったことを行わない）ことは基本的な義務不履行になるということである．第3の項目は，患者に被害や有害事象が起こり得ることを明示しなければならないことである．そして最後の第4の項目は，原因をはっきりさせること，すなわち患者が経験した有害なことが医療従事者の義務の不履行による直接的な結果として起こったかどうかを示さねばならない．

　しかしながらそのような結果が本当に医療従事者の義務の不履行で起こったかどうかを示すことは非常に困難であるに違いない．例えば，ある医療従事者が心室細動の患者に適切なエネルギーの設定でショックを与えることができなかった場合，同じような資格を持った医療従事者が提供できると期待される標準的な処置と比較することで，そこに義務不履行が起こったことを明示するべきである．もし患者が蘇生されず死亡した場合もどのような有害事象が起こったかを示さねばならない．しかしながら，医療従事者が治療を開始した時点ですでに亡くなっていた場合，正確なショックを与えなかったことが死因であることを（有害事象として）わかりやすく提示することは難しいかもしれない．

　一方で，有害であるまたは事故の原因であると評価するための重要な考えは"機会の喪失"の概念である．これは例えば病院前医療従事者が明らかに

多量の出血のある患者に対して，静脈輸液の効果を評価する時間を引き伸ばしたり，実際に緊急手術が必要な患者であるのに，そのままにしておくような産科的処置が行われた場合は，それらの事故は治療機会の喪失が原因であると考えられる．最終的に出血を制御できるような手術が遅れた結果，患者は死亡するかもしれず，救命治療を受ける機会を喪失することになる．刑法上，証拠となり得るべき基準は"理論的に疑いの余地のない根拠"であるが，それは民法上の"可能性のバランス"で判断される場合とは異なる．このような民法上の考え方は，実際には可能性の確率として計算される．もしそれが50％を超えていればその事故は怠慢な行動によって起こったと思われる傾向にあり，そのような場合は医療従事者には厳しい状況であると考えられる．

E 文化的問題

　病院前の医療提供者は，患者の自宅（あるいは生活の場）において自分自身はよそ者であることを認識するべきである．私たちは，治療を依頼された患者の文化的価値感を尊重するべきであり，私たちの個人的価値観を患者に強要するべきではない．

　英国は多文化社会であり，すべての病院前医療従事者は直面する可能性のある様々な患者の体系的価値感の相違とその範囲について基本的に理解しておく必要がある．多くの地域において，男性によって診察されることは，女性にとって普通のことではなかったり，あるいは同意できないことがあることから考えると，婦人科や産科救急の現場では，女性に診察してほしい患者にとってさらに困難な状況になるに違いない．しかし可能な限りいつでも女性の医療従事者が女性患者の治療にあたるようにするべきであり，また身体的な所見を取ったり，内診やそれに伴う処置が行われるときには男性の医療提供者がその場にいないような環境が必要である．もし男性医療従事者がそのような状況で現場を離れることに同意できなくても，患者には自律的で自己決定権があることを思い出さなければならない．そして治療の同意を得る

ためにこのような妥協が必要であったとしても同様に患者の権利が尊重される．もし緊急の状況で容易に女性の医療提供者が見つからない場合，男性の医療提供者は，行う必要がある処置の内容と，その処置が遅れることの影響を説明し，さらに，最終的には判断力のある患者がその処置を断る/拒否する権利を持っていることを加えて説明すべきである．

F 専門家の説明責任

認定されたヘルスケアの実践者は，その認定団体に対して，個人的に自分たちが患者に対して提供する治療についての説明責任があり，さらにそれぞれの団体の管理規定に基づいて果たすべき多くの責任を有している．これらは同じように専門職集団で横断的に適用されるものだが，以下に示された内容が健康に関する専門職の協議会の規約，遂行すべき基準，さらに倫理的な基準（健康に関する専門職協議会．2008）として提示されている．

1. サービスの受益者に最も有益な活動をしなければならない．
2. サービスの受益者の秘密保持を尊重しなければならない．
3. 個人的な品行について高い基準を維持しなければならない．
4. 自分の品行や能力についていかなる重要な情報も（本協議会や他の関連する規制団体に対して）提供しなければならない．
5. 専門職としての知識や技能を最新のものに維持しなければならない．
6. 自分の知識，技能や経験の限界の範囲内で活動し，もし必要なら他の専門職から自分の専門外のことについて意見を求めなければならない．
7. サービスの受益者や他の専門職と適切かつ有効に連携しなければならない．
8. 他の人に施行を依頼した業務については実質的に管理しなければならない．
9. 治療を行う際は（緊急の場合を除いて）説明し同意を得なければならない．

10. 適切な記録を残さなければならない．
11. 感染の危険性のある場合は，正しい方法でかつ安全に取り扱わなければならない．
12. もし自分自身の健康が，これから施行することやその判断に影響するようであれば，仕事を制限したり業務を中止しなければならない．
13. 正直かつ誠実に行動し，自分自身の行動が自分や自分の専門性に対する周囲の信頼を損なっていないか確認しなければならない．
14. 自分が行っているいかなる広告も，それが正確であることを確認しなければならない．

G 薬剤管理

　総合医療協議会に登録された医師や，独立して処方する資格が認められ，処方箋に記録できる看護師は彼らの権限で可能な範囲内の薬剤を処方してよい．救急救命士は，薬事法で限定使用として掲載されていたり，あるいはまた緊急の際に誰もが救急救命士にも投与可能である薬剤として考えられているものについて，指定された非経口の薬剤のみを渡したり，投与することが許されている．救急救命士と処方する権利のない看護師の双方はPatient Group Direction（PGD：個々に処方箋がなくても，国民健康保険サービスが患者グループに対して処方箋の必要な薬剤の投与を許可している通達）に基づいて，追加の薬剤を投与することもできる．これらは一般的な法律に基づく処方箋の形式とは異なっていて，国民健康サービス提供施設の幹部職員や病院長，あるいは上級の薬剤師によって署名されなければならず，またそれらを使うことができるのは，公的な団体から認められて掲載されている医療従事者でなければならない．PGDではミダゾラムを除いて規制された薬剤を使うことを許可していない．

　薬剤管理の基準については一般的に誤解があるように思われる．すなわち，規制されている薬剤であっても病院前では病院内での管理ほど厳重ではない，あるいは厳重な管理が免除までされているかのように考えられている

ことである．しかしそれは間違いである．すべての処方箋が必要な薬剤は責任を持ってその数が管理され，それぞれの患者の記録にその使用が残されなければならない．このように法的に認められた薬剤を処方する適切な権利を持つ医療従事者だけが処方箋の必要な薬剤を所有してよいことになっている．例えば救急医療分野の医療技術者は，救急救命士による使用が薬事法で制限されている薬剤を所有してはならない．オピオイドやベンゾジアゼピン系薬剤のように規制されている薬剤は，内部に別に鍵のかかる戸棚や容器が入っていて，さらに床に動かないように固定された鍵のかかる保管庫に保管されなければならない．病院前においては，車のトランクの中の基盤にボルトで固定するか，あるいは他に鍵のかかる戸棚を準備するなど，鍵のかかる安全な薬剤保管庫を装備した車が必要である．病院前治療においても病院内の状況と同じように，規制されている薬剤の保管は厳格になされていることが記録され，さらに各々の注射のアンプルは責任もってその数が管理され記録されていなければならない．関連した法律によって決められたことが遵守されなければ，それは刑法違反となり，その結果刑罰はきわめて厳しいものとなると言わざるを得ない．

H 職場における健康と安全管理

職場における安全衛生法 1974（Health and Safety at Work Act 1974）において，雇用によって発生する従業員に対するリスクを最小限にするために，考え得るすべての予防策をとることは，雇用主の義務となっている．これには事故を予防するための設備を整えることや安全管理についての方針や手順を明示すること，さらにそのための訓練を提供することも含まれている．重要なことは，この法律が雇用主によって提供された安全な装備を使うことや安全管理に関連した方針や手順に従って行動することを従業員にも義務づけていることである．したがって，もし従業員がそれに従わず，自分自身や同僚，もしくは患者に結果として有害事象が起こった場合には，その従業員は法律に違反していることになる．

キーポイントのまとめ

- 英国救急サービスに対する高額な訴訟例において，最もよく起こる問題の1つが産科医療に関するものである．
- 母児の健康に関する信頼性の高い調査では，産科患者の医療について責任のある立場にあるすべての医療従事者は，産科救急であるということの認識とその管理に関する訓練を受けることを推奨している．
- すべての判断力のある成人患者に対して，いかなる治療においてもそれが提供される前に，説明による同意を得なければならない．
- 16歳から18歳，あるいは16歳未満の年少者でも，医療従事者から提案された侵襲的治療についての理解が可能である場合は，その治療についての同意を求めてよい．その際，治療に対する同意は親権者であっても覆すことはできない．しかしながら親権者は救命治療を受けないとする年少者の決定については覆すことができる．
- 医療従事者は，患者の秘密保持と本来使用されるべき目的だけに患者のデータを使うことについて，専門職としてのみならずまた法的にもその義務を有している．
- 多くの状況において，病院前において妊婦に対する死を宣告するべきではない．まれではあるがもし胎児が生存できる可能性があるならば，仮に妊婦に生存する可能性がないとしても，妊婦に対する蘇生は開始され継続されるべきである．
- 重大な事故や重大な事故につながる危険を含む事象は，その施設において確立されたシステムに従ってすぐに報告されるべきである．
- すべての患者に対して強要的ではなくかつ親切な態度をとることによって，多くの訴えを未然に防ぐことができる．
- 適切に謝罪することで公式な訴えになりがちな事態を減らすことができる．
- 怠慢による過失とは，専門職として同程度の技能を持った平均的な人が行う基準通りの業務を行わないことである．
- 何かを行う義務がありながらその義務を果たさないことによって起こる有害事象とその因果関係について，すべての場合において被害者側が裁判に勝訴するためには，その原因のうち怠慢や過失による可能性が50%を超えていることを示さなければならない．

- すべての認定された医療従事者は，個々に自分自身の業務に関しての責任がある．
- 規制されている薬剤は，PGD の管轄下でも渡されたり，投与されてはならない．
- 規制されている薬剤の保管と文書による規制は，病院前であっても病院内での取り扱い同様，厳重なものでなければならない．
- 職場における安全衛生法 1974 によれば，雇用主と従業員の双方に，自分自身や同僚，そして患者の安全に関して法的責任がある．

〈伊藤雄二〉

第3章

妊娠における解剖学的および生理学的変化

目 標

この章を読むことによって，以下の事項習得を目標とする．
- 妊娠による，気道，呼吸，循環，生殖器官，消化管系の解剖学的，生理学的変化と，臨床管理における要点について説明できる．
- 妊娠における一般的検査結果を解釈できる．

妊娠における解剖学的および生理学的変化と臨床管理における関連

気 道

気道そのものは妊娠の結果として劇的には変化しないが，気道以外の解剖学的および生理学的変化のため，気道管理の優先順位と方法を修正する必要が出てくる．より多くの妊婦が病的な肥満を呈するようになってきており，このため気道に関する新たな問題が発生している（Heslehurst, et al. 2007）．直接，間接の原因で死亡した全女性のうち，半数以上が体重超過あるいは肥満であり，そのうち15％以上が病的ないしは超病的な肥満であった（CEMACH. 2007c）．

妊婦の首は短く，太って見えることがあり，特に妊娠後期には緊満した乳房を持つことが多い．患者が高血圧性疾患に罹患している場合には，上気道の浮腫が存在する場合もある．妊娠患者は若年者が多く，したがって全歯を温存している可能性が高い．

消化管系における生理学的な変化もまた，気道管理に重要な関わりをもっ

ている．意識レベルの低下した患者においては，以下のような要因の複合によって，胃内容逆流，誤嚥，メンデルソン症候群のリスクが増す．
- 弛緩した胃-食道括約筋
- 胃内圧の上昇
- 胃内容排出の遅延（妊娠子宮による横隔膜の上方への圧迫によって起こる変化；特に妊娠第3三半期において）

重要事項 妊娠患者においては，咽頭反射を起こさせずに早期に挿管することが肝要である．

呼 吸

妊娠中には1回換気量が，12週で20％，40週で40％増加する．総肺容量は変化しないので，この1回換気量の増加は，予備吸気量および予備呼気量と残気量の減少に対してバランスをとって起こる．したがって，疾患や外傷によるいかなる酸素需要の増加に対しても代償能が低下することになる．

実際のところ，健康な妊婦の場合，妊娠による正常な生理的需要の変化の結果，酸素需要が15％増加する．この需要増加は，呼吸数の若干の増加と1回換気量の増加で満たされている．

胸郭の形も変化し，妊娠子宮に対応するため胸郭下部が広がる形となる．この変化は肋骨の稼働域を減少させるので，妊娠が進むに連れて呼吸を維持するために横隔膜の役割が増してくる．

重要事項 妊婦の呼吸予備能は小さい．酸素飽和度（SpO_2）を監視し，室内気で SpO_2 が94％を下回れば直ちに酸素を投与する．
$SpO_2 > 85\%$：単純な酸素マスクを使用
$SpO_2 \leqq 85\%$：リザーバー付き酸素マスクを使用
SpO_2 目標値：94〜98％

循 環

循環血液量は妊娠中を通して増加し，第3三半期後期までには50％増加する．赤血球数も増加するが，血漿量の増加率よりは少ないので実際のヘモ

グロビン濃度は低下する．この結果として，非妊婦に比べると血液希釈が起こる．

　主に1回拍出量の増加により，妊娠中期までに心拍出量は約40％増加する．心拍数の増加も起こり，第3三半期の最後には85～100回/分となる．しかし，心拍出量増加への関与の程度は小さい．血液の粘性低下（血液希釈の結果としての）と末梢血管抵抗の低下（後負荷の減少）により心臓の仕事量は増加しない．

> **重要事項**　妊娠中においては，期外収縮をよく認めるが通常無害である．

心拍出量は以下の理由で増加する．
- ホルモンを介した末梢血管拡張
- 増大した臓器とその活動によって生じる代謝需要増加（特に肺，腎臓，消化管系，皮膚）
- 熱産生の増加
- 動静脈間のシャントとしての胎盤の機能（末梢の毛細血管系を欠いているため，子宮動脈が直接胎盤静脈に接続することによって末梢血管抵抗が低くなる）

　妊娠は起立性低血圧（立位になる際に急激に収縮期血圧が低下すること）のリスクをはらんでいるが，それは末梢血管抵抗の低下が原因である．起立性低血圧は脳血流低下と，その結果としての失神を引き起こす．この危険性を避けるためには，妊婦は臥位から座位あるいは座位から立位になる際には，ゆっくりと動くように指導されるべきである．

　例えば臥位から立位になる際には以下の手順が勧められる．
1) 足を伸ばして座る．
2) 数秒待ち，めまいがないかを確かめる．
3) ベッドの端から足をおろして座る．
4) 数秒待ち，めまいがないかを確かめる．
5) 立ち上がる．

妊娠の初期，収縮期血圧は下がる．しかし，正期産期には正常レベルに復帰する．にもかかわらず，拡張期血圧は比較的大きく低下するため，脈圧は増加する．その他の患者と同じく，拡張期血圧に比べて収縮期血圧の方が患者の状態についてのより有用な指標となる．しかし，高血圧患者においては例外で拡張期血圧も収縮期血圧と同様に重要である．拡張期血圧は，脈音が消失する点（コロトコフ音Ⅴ）とする．まれに，妊娠中では脈音が消失しないことがある．その場合には，脈音がかすかになる時点を拡張期血圧と推測する（コロトコフ音Ⅳ）．（訳注：コロトコフ音：動脈をカフで締め付け血流を止めた後，カフの圧力を次第に減じた際に，脈拍に対応して聴診で聞き取れる音．聴こえる順番にⅠからⅤまで5種類ある．）

　静脈圧の増大，プロゲステロンの効果としての静脈血管平滑筋弛緩，そして末梢浮腫の存在によって下肢に静脈瘤ができることは多い．

　妊娠第2三半期後期から第3三半期の間，患者が仰臥位になると，妊娠子宮が大血管を圧迫することによって仰臥位低血圧が起こる．子宮の重量が下大静脈を圧迫すると静脈還流が減少し，その結果として心充満血液の減少と心拍出量の低下をもたらす．それに反応して動脈の収縮が起こるにもかかわらず，もし下大静脈圧迫が早急に解除されなければ，動脈圧は低下する．そして，その低下した動脈内圧のため大動脈は圧迫されることとなる．患者への影響としては，脳血流低下による失神と子宮血流の低下による胎児低酸素血症がある．

　特に，循環血液量減少性ショックや心停止のため胸部圧迫をしているときのように，元々低心拍出の状態では，母児の循環は少ないかほとんどなくなってしまう．

3章 妊娠における解剖学的および生理学的変化

重要事項 第3三半期にある妊婦は，決して仰臥位にされるべきではない．常に右殿部の下に枕を敷く．病的な肥満患者ではこれでは不十分な可能性がある．15～30°に傾けた背板が必要かもしれない．

重要事項 患者が昏迷状態にある場合には，最も簡単に患者を左に傾ける方法は，患者を背板にくくりつけ，その下に15～30°に傾くように枕ないしは折り畳んだ毛布を敷くことである．これはまた，胸骨圧迫を行う必要が生じた場合の背板として役立つ（図3-1）．

重要事項 もしCPRの必要がなさそうな場合は，患者を15～30°または完全な左側臥位にする．

重要事項 ほとんどの場合，救急車は患者を頭から受け入れる．患者が左斜め15～30°の体位に置かれると，患者は車内の壁に対面することとなる．足から患者を積み込むか，これが不可能なら継続して気道を確認する．
重要なことは，患者を安全に搬送することである．そのため患者を右側臥位にすることもあり得る．

重要事項 緊急時，人員が足りれば，手で子宮を持ち上げ左側へ寄せる（図3-2）．

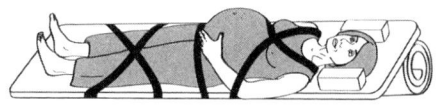

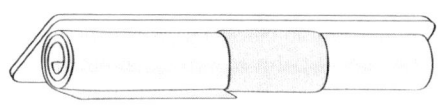

A　　　　　　　　　　　　背面から見た図．15～30°傾ける．
　　　　　　　　　　　　　B

図 3-1 バックボード上において左斜め15～30°体位を保持

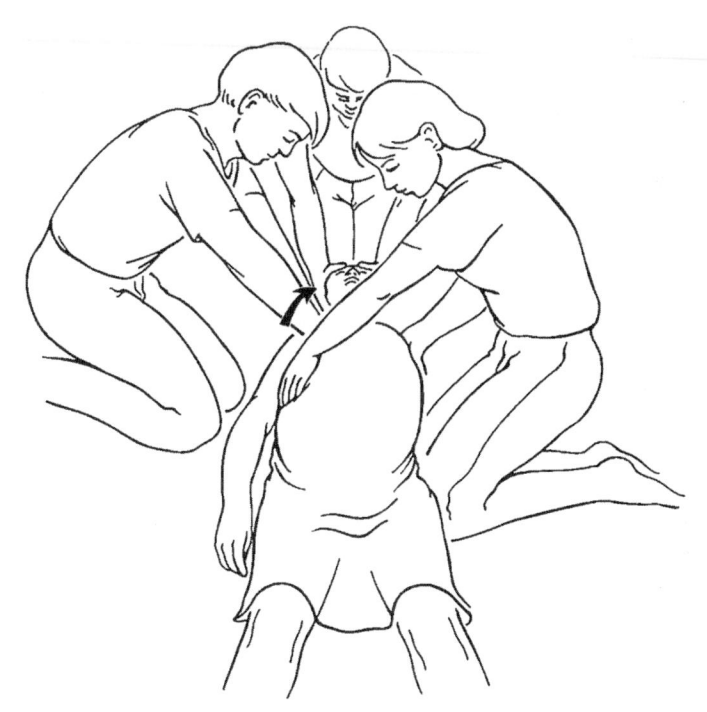

図 3-2　用手的に子宮を左側圧排

　循環血液量減少性ショックの際には，妊娠における正常な変化（血漿と赤血球容積の増加）によってしばらくの間は代償される．このことによって，バイタルサインの変化が最小限となり，診断を困難にする．その代わりに，医療従事者は，外出血の有無に注意を払うことや，閉じ込められた内出血（訳注：腹腔内出血や胎盤早期剥離など）の有無を十分に疑う必要がある．
　失血時に母体の循環を維持するための主な機構は子宮への血流を制限することである．このような状態は，顕著な出血の開始に引き続き急激に起こる可能性があり，胎盤血流の低下とそれに伴う胎児低酸素血症を引き起こすこととなる．したがって，ショックがないときでさえ，出血のコントロールと循環血液量の回復は最重要事項である．
　失血が続く場合，1 回拍出量は妊娠の正常な生理学的変化としてすでに増

加しているので，他の代償機構はほとんどない．心拍数が増加する可能性があるが，効果はあまりない．この時点で患者は急激に代償不能となり，回復するのは著しく困難となる．その結果，早急な診断と産科的外科施設を有する病院への搬送（途中で事前の警告連絡もする）が，可及的速やかな出血コントロールを容易にするために不可欠となる．現場におけるいかなる遅れも回避するため，挿管と経静脈輸液は病院への搬送途中から開始されるべきである．

> **重要事項** 輸液開始のために現場出発が遅れることは，単にさらなる失血を容認するのみであり，回復不可能な代償不能状態となる危険性を大いに増大させる．

> **重要事項** 産科的大出血の治療は，早期の外科手術である．これは，現場での時間を最短とし，病院へ事前警告連絡することによって最も促進される．

生殖器官

子宮と生殖器官は妊娠中に増大し，血液供給も子宮筋と成長する胎児の需要に答えるために増加する．子宮筋の過度の緊張は，外傷に引き続く子宮破裂の危険性を増大させる．そして，その優れた妊娠子宮への血液供給（訳注：妊娠子宮へは，循環血液量の20～30％が供給される）は，大出血の可能性を顕著に増加させる．

消化管系

気道の項でも述べたように，妊娠において，特に妊娠後期，そして陣痛中においてはさらに胃の緊張と排出能は低下する．胃酸分泌は，妊娠中期には減少するが，第3三半期の終わりには正常より多いレベルまで増加する．噴門括約筋はプロゲステロンの効果の結果として比較的弛緩しており，妊娠子宮は胃を圧迫し，その内容物を食道の中へと押しやる可能性がある．これらの結果として，胃内容逆流と誤嚥の危険性が著しく高まり，胃内容物の酸性化によりさらに悪化する．

表 3-1　妊娠による検査値正常範囲の変化

検査	非妊婦	妊婦/出産直後	理由
血算			
Hb（g/dL）	12.0〜15.0	11.0〜14.0	血液希釈
WBC（×1000/μL）	4.0〜11.0	6.0〜16.0	白血球の増加による
Plts（×1000/μL）	150〜400		
MCV（fL）	80〜100		
CRP（mg/dL）	0〜0.7		
腎機能			
尿素窒素(BUN)(mg/dL)	7.0〜21.0	6.7〜11.8	GFRの増加/血管拡張
Cr（mg/dL）	0.74〜1.14	0.50〜0.83	妊娠中期に最低
K（mEq/L）	3.5〜5.0	3.3〜4.1	
Na（mEq/L）	135〜145	130〜140	
尿酸（UA）（mg/dL）	3.03〜5.88	2.35〜6.39	
24時間尿蛋白（g）	＜0.15	＜0.3	
24時間Cr	70〜140	119〜169	
総ビリルビン(mg/dL)	0〜0.99	0.18〜0.94	
総蛋白（g/dL）	6.4〜8.6	4.8〜6.4	
血清アルブミン(g/dL)	3.5〜4.6	2.8〜3.7	
AST（IU/L）	7.0〜40.0	10.0〜30.0	
ALT（IU/L）	0.0〜40.0	6.0〜32.0	
γ-GTP（IU/L）	11.0〜50.0	3.0〜43.0	
ALP（IU/L）	30.0〜130.0	32.0〜418.0	胎盤より産生 第3三半期に最高
胆汁酸（μmol/L）	0〜17		
甲状腺機能検査			
FT4（ng/mL）	0.85〜1.78	0.82〜1.58	
FT3（pg/mL）	2.6〜5.86	2.2〜4.6	
TSH（μIU/mL）	0.0〜4.0	0.09〜3.03	

表 3-2 検査値キーポイントのまとめ

妊娠中の方が低値	妊娠中の方が高値
ヘモグロビン	白血球
尿素	ALP
クレアチニン	pH
ナトリウム	Pao_2
カルシウム	
蛋白	
アルブミン	
AST	
ALT	
γGTP	
Free T 4	
Free T 3	
重炭酸	
$Paco_2$	

重要事項 無意識の妊婦に対して効果的に気道確保ができない場合には,誤嚥性肺炎の危険性が増大する.

関連検査―妊娠中における「正常値」の違い

表 3-1 は妊婦と非妊婦における主な検査結果の違いを示したものである(Heslehurst, et al. 2007).違いが出ない場合には,非妊婦の検査値のみが示されている.表 3-2 には,キーポイントのまとめが示されている.

一部の検査は,妊娠時期によって違っており,その場合には検査値の幅はすべての時期の値をカバーしている.

表 3-3 には,違った臨床状況で採取された血液検査の例が示されている(これは網羅的なリストではないが,いくつかの一般的かつ重要な例を含んでいる).

表 3-3　検査異常値の解釈

検査	高値	低値
ヘモグロビン		貧血
		鎌状赤血球症
		サラセミア
白血球数	感染	
凝固因子（APPT, PT）		DIC
		前置胎盤
		重症妊娠高血圧腎症
尿素/クレアチニン	腎不全	
	脱水	
	妊娠高血圧腎症	
尿酸	妊娠高血圧腎症	
総蛋白/アルブミン		腎不全
		妊娠高血圧腎症
肝機能検査	重症妊娠高血圧腎症	
	HELLP症候群	
	胆汁うっ滞	
	ウイルス性肝炎	
	急性妊娠性脂肪肝	
血小板		重症妊娠高血圧腎症
		HELLP症候群
		DIC
血糖	糖尿病	急性妊娠性脂肪肝

キーポイントのまとめ

- 消化管系における変化が誤嚥の危険性を高めているため，いかなる昏迷状態をきたしている妊婦においても早期の確実な気道管理が不可欠である．
- 妊婦は予備呼吸能がほとんどない．
- 妊婦は循環血液量の増加によって初期には失血を代償できる．しかし，これは胎児への血液供給の犠牲において成り立つ．
- 妊婦は，出血後急激に代償不能状態となる場合がある．そして，これは多くの場合治療なしでは不可逆性である．
- 妊婦は起立性低血圧の危険性が高く，ゆっくりと姿勢を変えるよう指導されるべきである．
- 母体および胎児の低酸素血症を招く可能性のある大静脈圧迫を避けるため，妊娠第2三半期後期および第3三半期の患者を決して仰臥位にしてはならない．

〈藤岡洋介〉

第4章 正常分娩

> **目標**
> この章を読むことによって,正常分娩の機序が理解できることを目標とする.

A 正常分娩と娩出

▌女性骨盤の解剖(図 4-1)

a. 骨盤入口
これは骨盤の上部の境界であり,後方は仙骨岬角,両側は腸骨弓状線,前方は恥骨結合部によって縁取られている.ここでは前後径よりも横径が長い傾向にある.

b. 骨盤腔
これは前方は恥骨結合に,両側は恥骨,閉鎖孔筋膜,坐骨内面に,後方は仙骨により仕切られている.ここでは横径と前後径の長さはほぼ等しい傾向にある.

c. 骨盤出口
これは骨盤の下部の境界である.後方は尾骨,両側は坐骨結節,前方は恥骨弓により縁取られている.

▌胎児頭蓋の解剖

胎児の頭蓋は円蓋,顔面,頭蓋底に分けられる.娩出時円蓋の骨は結合しておらず,変形できるようになっている(図 4-2).

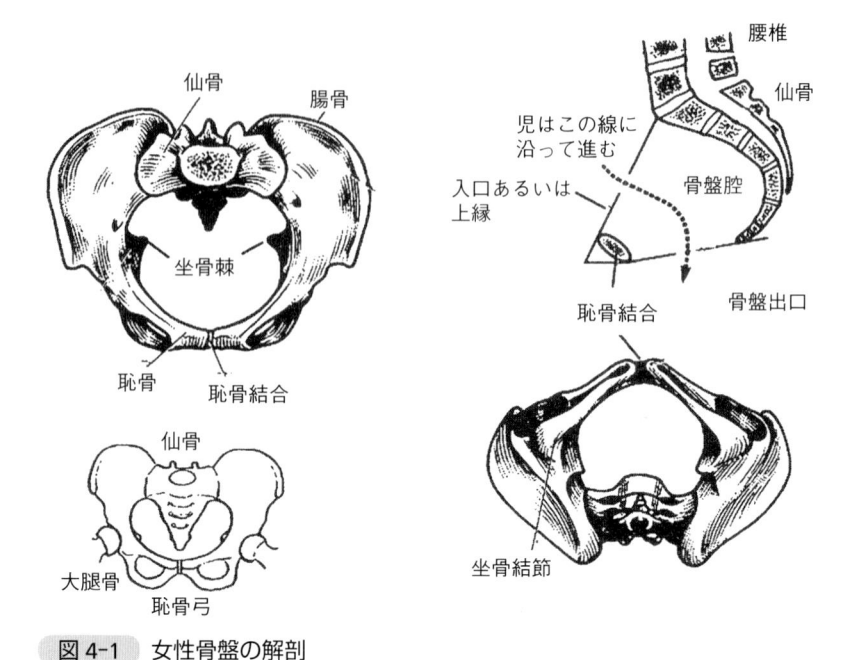

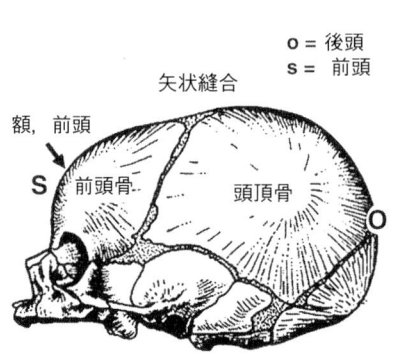

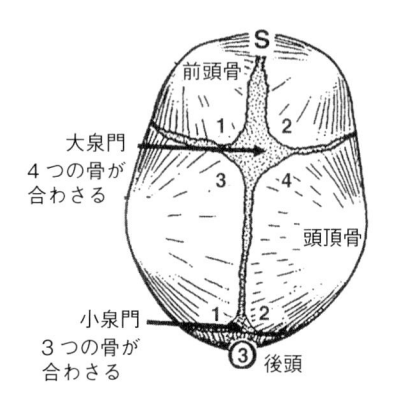

図 4-1 女性骨盤の解剖

図 4-2 児頭蓋の解剖

分娩の経過

a. 分娩第 1 期
- 陣痛が発来し，子宮口が 0〜10 cm まで開大する期間と定義される．
- 分娩第 1 期が進むにつれて陣痛はより頻回になり，定期的になる．
- 陣痛の回数は 10 分単位で数える．
- 分娩が確実になれば，10 分間に 3〜4 回の陣痛が生じる．
- 10 分間に 5 回よりも多い陣痛が起これば子宮の過剰活動であり，胎盤早期剥離の徴候かもしれない（第 7 章参照）．
- 陣痛は 1 分程度持続する．
- 分娩第 1 期の時間は分単位から何時間もかかる場合と様々である．

> **重要事項** 子宮口 8 cm になると，女性はかなりの苦痛状態にあることが多く，決まって硬膜外麻酔を要求したり，すぐに赤ちゃんを出してくれと要求したりする．この時期がしばしば女性が最も声を発する時期である．

> **重要事項** 分娩は経産婦でより速く進行することが多い．

b. 急速な分娩
これは陣痛発来後 1 時間以内に児が娩出するとても進行の速い分娩のことである．

c. 卵 膜
- これは分娩前でも分娩中でもどの時点でも破れる（破水）可能性がある．
- 羊水は透明で無臭である．
- 羊水が血で染まっていれば（血性羊水），胎盤早期剥離や前置胎盤の可能性がある．
- 羊水が胎便に染まっていれば（黄色から緑色の液体で，液状でさらさらしている場合もあれば，粒状物が混ざってどろどろしている場合もある），胎児が危機に瀕している可能性があり，粒状物の存在は特に懸念

される（第 9 章参照）．

> **重要事項** 液体の流出は，必ずしも羊水ではなく尿の可能性もあることを常に念頭に置いておくこと．

d. 分娩第 2 期
- 子宮口全開大（10 cm）から始まる．
- 妊婦はいきみたいと強く感じるだろう．これは排便する感覚に非常に似ており，実際に排便を伴うことがよくある．
- 頭部が腟入口部に見えるようになる．助産師がいない場合には，これが第 2 期にあることを確認する唯一の方法である．
- 第 2 期は胎児の娩出により終了する（以下の正常分娩の機序参照）．

> **重要事項** ときに，先進部がそれほど下降せず，子宮口が全開大していなくても，卵膜が腟入口部に見えることがある．

e. 分娩第 3 期
- 胎児の娩出後に始まり，胎盤の娩出で終わる．
- 積極的分娩第 2 期〜第 3 期（訳注：薬剤使用や制御された臍帯牽引を行った場合），胎盤が子宮内に 30 分以上留まれば，胎盤遺残とみなされる．生理的な分娩第 2 期〜第 3 期（薬剤も使用せず，制御された臍帯牽引も行わなかった場合）は，胎盤娩出まで 60 分間待つことができる．
- もし胎盤が部分的に剥離すれば，大出血を起こし，緊急処置が必要になることがある．分娩後大出血の章（第 8 章）参照．

正常分娩の機序
- 分娩は，産道の形態に応じて胎児が自然と体勢を変化させられることによって成り立つ．
- 胎児の動きにより，幅が変化する骨盤をうまく通り抜けることができる．骨盤上縁の最大径は横径で，骨盤出口の最大径は前後径である．よって，児頭の最大径は横径に合わせて骨盤に入り，回旋して前後径に合わせて骨盤出口から現れる．

- 続いて肩甲も同様の回旋をする．
- 頭頂が先進部となることが最も多く，児頭の後頭は左前方か右前方を向くことが最も多い．胎児の頭と殿部を結ぶ軸は母体の縦方向で，屈曲の姿勢にある．それゆえ，児頭が骨盤に入り込んだときの児頭径は小斜径である．

a. 下　降

　児の下降はしばしば分娩の前に始まり，児頭が骨盤内に陥入するようになる．経産婦では，分娩が始まるまで陥入が起こらないこともある．分娩が進むにつれて児頭はさらに下降していく．

b. 屈曲（第1回旋）

　分娩が始まったときには，児頭は自然な形で屈曲している．この屈曲は分娩中にさらに強くなるが，それには2つの理由がある．
- 卵形の物体が管の中を通るときは，その長軸を管の長軸に合わせようとする．
- 頭部をレバーに例えると，後頭は前頭よりも脊椎との結合部に近いため，子宮が収縮して児の殿部が押されれば，自然に児頭は屈曲する．

c. 内部回旋（第2回旋）（図4-3）

　分娩が進行するにつれ，児頭は骨盤底から抵抗を受けながら，後頭は横向きから前方に回旋し，恥骨弓の下に進む．このとき，矢状縫合は前後径の向きと一致する．回旋が起こるのは，頭部が深く屈曲していることに加えて，溝状に傾斜した肛門挙筋（骨盤筋）が（先進部である）後頭を前方に導くからである．

　その結果，児頭が腟入口部に現れる．助産師は児頭をやさしく抑えることによって，頭部の排出をコントロールすることができる．

d. 発　露

　児頭が恥骨弓下から現れ，陣痛のない間も元に戻らない状態を発露という．児頭は腟入口部に見える状態になっている．

　この時期には，陣痛のある間妊婦にハアハアと息をさせる呼吸法を使うと児頭のコントロールがしやすい．

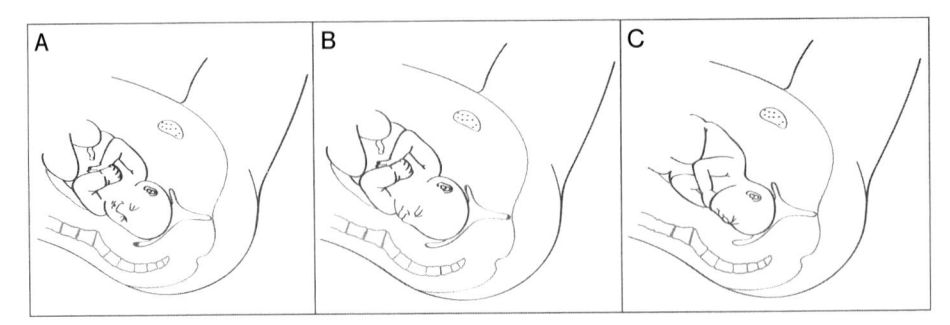

図 4-3 内部回旋の解説図
A. 児頭が骨盤入口に入る.
B. 児頭が下降するにつれて児頭の後頭は通常前方に向けて回旋する.
C. 児頭が骨盤下部に入って前方に回旋し終える.

e. 伸展（第 3 回旋）

　児頭は次に伸展し，排出される．後頭が恥骨結合の下を通り抜けてしまえば，児頭は首の後ろを強く恥骨弓に押しつけながら伸展する．伸展が進むにつれて，前頭，顔面，顎と順に会陰から現れる．臍帯が絡まっていたとしても通常は体幹とともに娩出するので，臍帯をチェックする必要は必ずしもない．娩出するために臍帯の切断が必要になることはめったにない．

f. 復　元

　内部回旋（第 2 回旋）が起こると，児頭は両肩に対して少し捻じれた状態になる．児頭が娩出すると，速やかに児頭は両肩に対して自然な向きに戻る．これが復元である．

g. 外部回旋（第 4 回旋）

　児頭が娩出した時点では，両肩を結ぶ線は斜めに向いている．下降が進むにつれて，両肩峰突起を結んだ径は回旋して骨盤出口の前後径に近づく．肩の回旋においては右肩が母体の前方にきている場合，右肩は左肩よりも骨盤の出口側にあり，左肩よりも先に右肩が骨盤底の抵抗を受け，右肩が回旋を始めて前方に向かう．このとき児頭は後頭が母体の左大腿に位置するように回旋する．これが外部回旋である．児が逆を向いている場合はこれと逆方向

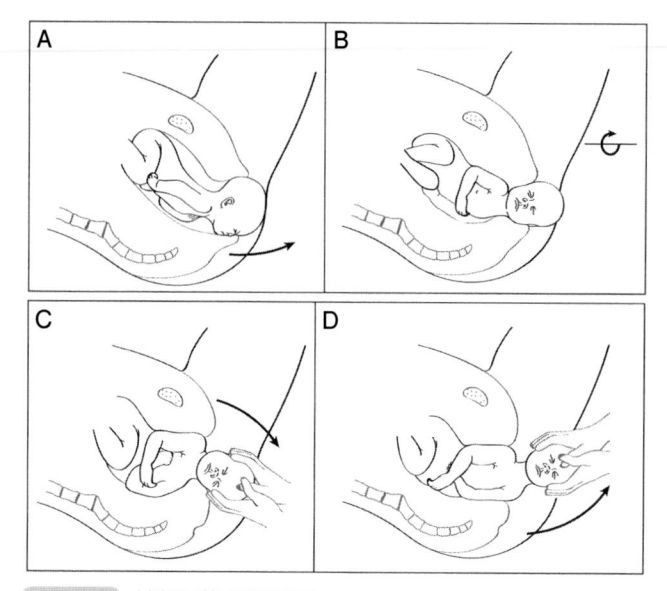

図 4-4 外部回旋の解説図
A. 母体がいきむにつれて，児頭が前方へ（母体が仰臥位だと上方へ）排出される．
B. 児頭が排出されれば，両肩と児頭は復元する（90°回旋して，児頭が再び横を向く）．
C. 母体がいきむと，前在（前方の）肩甲が次に排出する．肩が出るまで母体にいきませ，児頭をやさしく下方へ導く．
D. 最後に上方へやさしく牽引し，後在肩甲を排出する．肩が出たのち，体幹が排出される．児を母体のお腹の上に乗せるように娩出する．

に回旋する．

h. 体幹の排出

ここまでくると，前在肩甲は恥骨下をくぐり抜けることができ，その後体幹を側方に屈曲させることによって後在肩甲も出てくる．体幹の残りは容易に出てくる．必要であれば，はじめは体を下向きに優しく牽引し，前在肩甲が出たら児を上向きに持ち上げる．

児を母親の上で手渡し，保温のために皮膚と皮膚が接するようにする．必

要であれば蘇生処置を行う．

> **重要事項** ほとんどの児は介助がなくても自然に生まれてくる．

> **重要事項** 娩出の際に胎児を過度に強く牽引すると腕神経叢の障害を起こす可能性がある．

i. 臍帯の切断

　児に蘇生術を施す必要がない限り，臍帯の拍動がなくなってから臍帯を切断する．臍帯をクランプするには，1つ目を腹部から1〜2 cm のところに，2つ目をそこから2〜3 cm 離してクランプする．その2つがしっかりクランプされていることを確かめて，その間を切断する（図4-5参照）．

> **重要事項** 臍帯を切断するとき，はさみが児の指や性器にかかっていないことを確認すること．確実に2つのクランプの間を切断すること（図4-5）．

　臍帯が切れてしまったら，両断端をすぐさまクランプすること．まれに臍帯が首の周りに強く巻いていて，児が娩出できないことがある．この場合は体幹の排出の前に注意深く臍帯をクランプし，切断する．通常体幹は臍帯とともに排出される．

j. 胎盤の娩出
- 両肩が出れば子宮収縮薬を投与する：オキシトシン5単位静注，オキシトシン10単位筋注，あるいは syntometrine（訳注：オキシトシンとエルゴメトリンの合剤）を1 mL 静注または筋注，あるいはミソプロストール800 μg 直腸内投与
- 胎盤の自然剥離を待つ．
- 剥離の徴候は，
  ・臍帯の出ている部分が長くなる．
  ・子宮底が上昇する―触診で子宮底がより触れやすくなる．
  ・しばしば少量の出血が勢いよく出る．

4 章　正常分娩

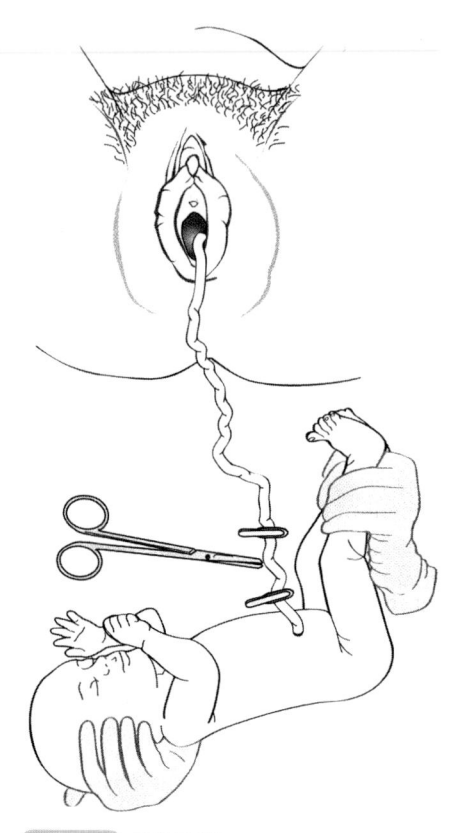

図 4-5　臍帯切断

重要事項　不適切に臍帯を牽引すると，臍帯が切れてしまったり，子宮が内反したりする恐れがある．したがって，牽引は助産師か産科医のみが行うべきである．

重要事項　双胎やそれ以上の多胎妊娠がある場合には，子宮収縮薬を投与する前に，必ずすべての児が娩出されていることを確認すること．

▌鎮　痛

　エントノックス（訳注：亜酸化窒素と酸素の混合ガス）は陣痛時の優れた鎮痛薬である．これは陣痛が始まって痛みのある間を通して使用するのが最良である．その間深呼吸がなされるべきである．妊婦が陣痛で極度に苦しがっている場合にはモルヒネ（10〜20 mg 筋注）が必要なこともある．しかしながら，娩出後胎児が呼吸抑制の徴候を示すかもしれないことを念頭に入れておかなければならない．

▌助産師不在時の緊急分娩

- 妊婦が快適に感じる姿勢を取れるように手助けする．四つんばい，スクワット，背もたれ．
- 完全な仰臥位にはしない．背もたれか，あるいは側臥位の方がより安全である．
- 鍵となる事象を即座に評価する（時間を 24 時間制で記録）．
  - 発露
  - 出血
  - 破水
  - 週数
  - 胎児の数
- 児が自然に娩出されるのを待つべきである．しかし，児頭の娩出が遅い場合には肩甲難産のプロトコールを即座に開始するべきである（第 7 章参照）．
- 児頭と胎児の娩出両方の時間を記録する．
- 児の水分をやさしく拭き取り，タオルで覆って，母親に手渡す（乾燥したタオルで覆うこと）．
- 児を保温し，頭を覆う．皮膚と皮膚の接触がこれを行うのに優れている．
- 児が自ら呼吸を行わないとき，あるいは蒼白なままの場合には新生児蘇生を開始する（第 9 章）．
- 助産師に支援してもらう．救急サービスは緊急時に助産師の援助を得る

ための方針と手順を設けておく必要がある．

　母体の呼吸数，脈拍，最初の血圧のチェックはなされるべきだが，出血や高血圧，ショックなど異常所見がなければその後の1時間は再検する必要はない．通常その間に搬送は終了する．

キーポイントのまとめ

- 子宮口開大8cmで，女性はかなりの苦痛状態にあることが多く，決まって硬膜外麻酔を要求したり，すぐに赤ちゃんを出してくれと要求したりする．この時期がしばしば女性が最も声を発する時期である．
- 分娩は経産婦でより速く進行することが多い．
- 液体の流出は，羊水ではなく尿の可能性もあることを常に念頭に置いておく．
- ときに，先進部がそれほど下降せず，子宮口が全開大していなくても，卵膜が腟入口部に見えることがある．
- ほとんどの児は，介助がなくても自然に生まれてくる．
- 娩出の際に胎児を過度に強く牽引すると腕神経叢の障害を起こす可能性がある．
- 臍帯を切断するとき，はさみが児の指や性器にかかっていないことを確認する．
- 確実に2つのクランプの間を切断すること．一方のクランプは新生児側で，もう一方は胎盤側であることを確実に確認すること．
- 不適切に臍帯を牽引すると，臍帯が切れてしまったり，子宮が内反したりする恐れがある．したがって，牽引は助産師か産科医のみが行うべきである．
- 双胎やそれ以上の妊娠がある場合には，子宮収縮薬を投与する前に，必ずすべての児が娩出されていることを確認すること．超音波検査が利用できない場合には，児娩出後も子宮底が予測よりも高い位置にあるときに双胎を疑うべきである．

〈吉岡哲也〉

第5章

妊婦患者に対する体系的なアプローチ

目標

この章を読むことによって，以下の事項習得を目標とする．
- 産科的病歴聴取
- 産科的病歴の中から鍵となるできごとを同定できる．
- 産科的初期評価/全身観察を行うことができる．

A 産科的初期評価（Primary obstetric survey）

■ 状況評価（Global overview）

産科的初期評価は妊婦患者に接触して最初に行う診療である．しかし，病院外で患者に遭遇した医療従事者は，初期評価を開始する前にすでに（ほぼ無意識的に），状況評価を始める必要がある．患者を含めて全体を見渡しながら，患者に近づき，医療従事者は下記を考慮する．

- 循環/大量の外出血―これは，患者の衣服を脱がせることなく視認できる大量の出血と定義する．
- 気道―会話可能か？（＝気道開通しているか），いびき音やガラガラ音はしないか？（＝気道閉塞），それとも，無音か？（意識レベルの変化か気道の完全閉塞か）．
- 呼吸―1文全部を話すことができるか？（話すことができない＝呼吸か循環に問題がある），患者の皮膚色は？（チアノーゼ＝重症低酸素症）．
- 循環―患者の皮膚色は？（青い＝循環か疼痛の問題）．

- 神経―患者は会話をし，体動があり，声を出すことができるか？（意識レベル）．
- 環境―床や衣服に出血が広がっているか？ 児はすでに生まれているか？ 患者のいる場所は？ 家内は清潔で暖かいか？ 他にも子どもがいるか？ 清潔で暖かいお湯が手に入るか？
- 子宮底―患者は第1三半期，第2三半期，第3三半期のいずれに見えるか？
- 迅速な要点の把握―初期評価を開始する．

初期評価（Primary survey: ABCDEFG 評価）

産科的初期評価は，妊婦患者に接触して最初に行う診療であるが，そこには患者が2人いる，ということを想起することが重要である．そうすれば，どちらか一方を気にかけている間に一方を見落とすこともない．母児双方が危険な場合，もしくは母児のどちらかに緊急性が迫っている場合があるが，母児双方の初期評価が完了するまでに，どちらがより危険なのかを判断することが困難な場合がある．新生児に対する初期評価は第9章に詳述する．

初期評価の目標は，生命を脅かす問題が存在するか否かを同定することである．それができれば，可能な限り早く管理を始めることができ，搬送の優先順位決定を早期に行うことができる．初期評価は実際に外傷がある場合，もしくは外傷が疑われる場合には修正しながら行う必要がある．これに関しては第10章で詳述する．

循環 / 大量の外出血（C: Circulation）

- 患者の衣服を脱がせることなく視認できるほどの重大な出血があるか？
  - 床上
  - 患者の衣服は濡れているか？
  - はっきりと血液で濡れたパッドが大量にあるか？

> **重要事項** 大量の外出血というのはまれではあるが,圧迫可能なものには早急に対処する必要がある.圧迫不可能であれば,初期評価を完了するまで待っていると失血が進んでしまう.流出した血液は病院前の状況では代用することができない.

▌気道(A: Airway)

- 患者は会話可能か？(yes＝気道は開通している)
- 患者の呼吸は異常な音をさせていないか？(ガラガラ音＝気道に液体が貯留しており,吸引が必要である.いびき音＝舌/誤嚥/異物で閉塞している)
- もし患者に反応がない場合は,気道を開通させて覗き込み,液体を吸引し,固形物で閉塞しているようなら用手的に取り除く.

> **重要事項** もし,気道の問題が同定できたなら,初期評価の次の段階に入る前に絶対に対処する.障害された気道を開通することができないのであれば,最短の方法で高度な気道確保を行う.これは(産科技術の有無にかかわらず)直近の病院に搬送することとほぼ同義だが,例えば麻酔技術の修練を積んだ救助者が一緒にいる場合は,より早く助けることができる.

▌呼吸(B: Breathing)

- 呼吸数と努力呼吸の様子(呼吸補助筋を使用しているか？)を記録する.
- 早急に酸素飽和度を測定する.
- 副雑音を聴取する(喘鳴＝気管支の攣縮,水泡音＝肺水腫).
- チアノーゼの有無を評価する.
- 臨床所見に応じて酸素を投与する(ルーチンではない).

5章 妊婦患者に対する体系的なアプローチ

> **重要事項** 努力呼吸を認めない状態で呼吸数が増加している場合，循環の問題を代償しようとしていることを示している可能性がある．

> **重要事項** 状態の良い正常分娩の妊婦に酸素を与える必要はない．これは何の助けにもならず，不要に怯えさせるだけである．

> **重要事項** 呼吸数が 10 回/分未満，もしくは 30 回/分以上の場合は，分時換気量の不足か呼吸不全を示唆しているので，呼吸補助が必要である．

▌循環（C: Circulation）

- 橈骨動脈で脈拍数と循環血漿量を記録する〔毛細血管再充填時間（CRT）が，もし橈骨動脈や頸動脈の拍動が触れない場合には有用かもしれない〕．
- 皮膚色と体表温を評価する（蒼白か，冷たいか，湿っているか＝ショックに対するアドレナリンの反応）．
- 出血を評価する―下着，パッド，患者が座っていた箇所を調べ，簡潔に腟入口部を調べる．その際には患者の同意を得て，プライバシーに配慮する．患者に出血の様子を尋ねてみる．パッドを捨てたことがあるか？ それはどれくらい出血で濡れていたか？ どのくらいの時間で，パッドを何枚使ったか？
    - 床上の血液と以下の5つを考える．
        - ・床上の血液―再度視認できる出血を調べ，患者が座っていた箇所や横たわっていた箇所の衣服やリネンを調べる．これらは大量の出血を吸収することができるものである．もし血液で染まっているようなら，手袋を装着した手で確認する．
        - ・その他の5項目（見て，感じて）
    1. 腟入口部に出血がないか（濡れたパッド，下着，傷）．
    2. 外傷に続発した胸腔内出血がないか（圧痛，創傷，捻髪音，衣服や

シートベルトの様子，変色）．
3. 腹部領域に腹腔内出血の所見はないか（圧痛，筋性防御，板状硬の子宮，創傷，衣服やシートベルトの様子，変色）．
4. 骨盤に外傷の所見はないか（機序を考える―他の外傷を伴った高速度の衝突→殿部・腰痛の訴え→血栓を飛ばす可能性があるので骨盤を圧迫したり触れたりしない）
5. 外傷による大腿骨骨折はないか（圧痛，変形，開放骨折）．
- 血圧を記録する―ショックが疑われる際には収縮期血圧が最も有用である．

重要事項
もしこれが分娩前出血だったならば，輸液投与のための静脈路確保に時間を浪費してはならない．分娩前出血の治療は外科的に産科病院で行う．もし必要なら輸液投与は病院に到着する途中に救急車内で開始すべきである．病院前の輸液投与が生存率の改善をもたらしたというエビデンスはない．生存率を向上させる良好なエビデンスが存在するのは，出血している時間を短くすることと，事前に病院に連絡しておくことである．

重要事項
満期の妊婦の分娩において，飲み物のコースターより直径の大きい出血でできた染みは，要注意である．

■ 神経（D: Disability）
- 意識レベルを AVPU で評価する（A: alert 清明，V: responsive to voice 呼びかけに反応，P: responsive to pain 痛みにのみ反応，U: unresponsive 反応なし）．
- 患者の肢位を記録する〔正常，痙攣（部分か全般性か），異常屈曲，異常伸展〕．
- 瞳孔の大きさと対光反射を記録する．

■ 陰部 / 環境 / 重症度の評価（E: Expose / Environment / Evaluate）
- もしまだ行っていないなら，簡潔に腟入口部を調べる―性器出血がない

か？ 胎児の一部が見えていないか？ 臍帯が脱出していないか？ 破水しているか？ 子宮収縮のたびに会陰は膨らむか？ もし，児の娩出が終わっていたら，重症の会陰裂傷はないか？ 内反した子宮の一部が見えていないか？
- 部屋は暖かいか？ 新生児に低体温のリスクはないか？ もし現場で分娩を行うならば，それが可能なほど清潔か？ 他に子どもはいないか？（いたら前回の妊娠で生児を得た証拠である）．
- どれくらいの時間で患者の問題が重篤になるか，迅速に評価する．このことをはっきりチームと連絡を取り，皆が自分の言っていることに同意し，理解しているかを必ず確認する．もし患者が重篤な状態ならば，緊急に患者を病院に搬送するか，その場で治療を行うか，いずれが妥当かを素早く決断する．このような場合，熟練した産科技術をもつ者を必ず呼ぶこと．

重要事項 救急車内後方で分娩を行うことは決して推奨されない．空間も温度も光も不十分で，非常に不衛生だからである．

重要事項 どんなに未熟なチームメンバーの意見も無視してはならない．どんなに自分が熟練した上級者であっても，何か重要なミスはときとして起こる可能性がある．

▍子宮底（F: Fundus）

子宮底の高さを手早く評価する：子宮底の高さが臍の高さならば妊娠週数は約22週である．定義によると，子宮底の高さが臍よりも下だった場合，仮に胎児が出生したとしても生存は難しいことを意味する．

▍「生命危機に直結する問題」を迅速に把握（G: Get to the point quickly）

目的はできる限り早く重篤な問題を同定することであることを思い出そう．これにより迅速な管理を行うことができ，高次の産科施設への搬送についても適切な判断が可能になる．

これらの問題には以下が含まれる．

- 妊娠，産褥全時期において重大な出血
- 胎盤早期剝離，前置胎盤，子宮破裂が疑われる場合
- 子癇や重症高血圧
- 肩甲難産
- 臍帯脱出
- 羊水塞栓症が疑われる場合
- 胎盤遺残
- 子宮内反
- 難治性の母体心停止
- 難治性の新生児心停止
- 新生児のバイタルサインが弱い場合

これらのうち1つでも問題があれば（G因子陽性），すなわち「生命危機に直結する問題」である．もし病院への搬送が可能ならば，現場で行っている治療は，気道を確保し，適切な換気を行い，出血を圧迫する程度にとどめるべきである．

B 産科的全身観察（Obstetric secondary survey）

もし，生命危機に直結する問題が初期評価中に見つかったなら，この段階で行うのは，搬送先の施設にすべてのABCDEに関する問題を連絡するのみである．多くの場合，生命危機に直結する問題を有する患者が病院前の段階で詳細な全身観察を受けることは難しく，また不適切であろう．

C 産科的な病歴の聴取と評価

可能ならいつでも患者の母子手帳を読み，潜在している産科疾患，またはそれ以外の合併症に注意する．患者，パートナー，またはその関係者に信頼できる情報を尋ねる．

確定すべきは，

- 患者の氏名
- 生年月日
- 病院での受診番号
- もし保存されているなら，患者の妊娠経過が保存されている病院（かかりつけの病院）はどこか．妊娠していることが隠されている場合があるということを覚えておく．
- かかりつけ医もしくは助産師の名前（助産師の名前であれば低リスクであることを示唆する）
- 分娩予定日．これは，もし患者がかかりつけ医を持っていない場合は定まらない．最終月経を目安として使うことになるだろう．

もし患者が母子手帳を持っていれば前回妊娠時の経過や今回の妊娠の経過を知ることができる．

既往歴
- 高血圧，痙攣，糖尿病，喘息，または今回のエピソードにまつわる他の主要な内科的・外科的な問題を抱えていないか？
- 非合法な薬剤の使用や使用歴はないか（母体死亡につながる）．

過去の妊娠経過
- 何回妊娠したか．
- 何回出産したか．
- 過去の分娩様式は正常経腟分娩か，帝王切開か．
- 出血や，早産など他に合併症はなかったか．

現在の妊娠経過
- 最終月経
- 何か問題はなかったか．
- 胎児の数―単胎か双胎か，またはそれ以上の多胎か．
- かかりつけの助産師 またはそれと連携している医師は誰か．
- 胎児に関しての問題点はあったか．

> **重要事項** 最終月経は妊娠週数の推定根拠となる．生殖補助医療による妊娠の場合，その情報は信頼がおけるが，自然妊娠の場合は不正確なこともある．

▍現病歴

　この質問は現行の問題点を明らかにすることが目的である．質問例を下記に示す（陣痛，疼痛，分泌物，出血，胎動について考える）．

a. 陣　痛
- 10分間の子宮収縮の回数
- その子宮収縮の痛みがどれぐらい強く，どれくらい続くか（秒／分？）．
- 押し出されるような感覚があるか．
- 両足の間に何か垂れ下がっている感じがあるか―例えば，臍帯など．

b. 疼　痛
- 性状―間欠的か持続的か―子宮は硬くなるか，硬くなったり柔らかくなったりを繰り返すか，痛みは突き刺すような感じか，うずくような感じか．
- 重症度―過去最悪の痛みか．0～10のスケールで答えてもらう．
- 位置
  - ・腹部―子宮より上部か，下部か，肋骨下か，片側か，背部か．
  - ・胸部―中央か，片側か，背部か．
  - ・頭部―前頭部か，激しいものか．
- 放散―痛みは別の箇所に広がるような感じか，1カ所にとどまるような感じか．
- 増悪寛解因子―もしあるならば，何が増悪させ何が寛解させるのか．

c. 分泌物
- 色―透明で無臭か，透明で尿臭がするか，緑色か，黄色か，赤か．
- 臭い―悪臭はないか．
- 粘稠度―水様か，粘稠か，ゼリー状か，泡沫状か．
- 量―噴出するほどか，滴る程度か，まだ流れ出ているか．

d. 出　血
- いつ始まったか
- 量：トイレに行った際に拭いて付く程度か，ティースプーンやゆで卵立てぐらいか，下着やズボンが濡れるほどか，タオルやバスタオルを湿らせるほどか，足からつま先まで流れてくる血液が簡単に見えるほどか．

e. 胎　動
- 胎児は普通に動いているか．
- いつもより動きは少ないか．
- 最後に胎動を感じたのはいつか．

f. 発　作
- 痙攣の既往
- 目撃者の存在
- 強直間代発作：それはどのくらい続いたか．
- 失禁があったり，舌や唇を噛んでいないか．
- 発作後の様子はどうか．

病歴の評価
- 産科疾患のリスク因子を評価する．
- 症状の重症度を評価する．
- 診断を試みる．
- 得られた診察所見より診断を確定する．

産科疾患の危険因子や症状の重症度に関しては各々の章を参考にすること．

下記に一般的なヒントや手がかりを示す．

Box 5.1　病歴や診察からの要点
- 出血があってもなくても胎動のない強い腹痛は，他の原因だと証明されるまで常位胎盤早期剥離として扱う．
- つま先まで流れ出るような出血は重症である．
- 低い部位に胎盤がある場合，どんな量の出血でも重大なことである．

- もし 10 分間に 3 回以上の子宮収縮があるならば，分娩の進行が考えられる．
- 肛門圧迫感があるならば，子宮口が全開大になっているか胎児が後方後頭位で下降してきていることを示唆する．
- 前回の分娩様式が帝王切開ならば，子宮破裂のリスクは高まる．
- 高血圧の存在は常位胎盤早期剝離のリスクを高める．
- 10 分間に 5 回を超える頻回な子宮収縮があるならば常位胎盤早期剝離の診断を考慮する．
- 骨盤位や横位は臍帯脱出の危険性が高い．
- 前回の分娩が早産だった場合は，早産になる可能性が高い．
- 双胎はすべての産科合併症の可能性を高める．
- 痙攣の既往のない妊婦の発作は，他の原因だと証明されるまで子癇として考える（発作時に血圧が上昇していないこともある）．
- 死亡した胎児は羊水中では動かない物体だが，動いているように感じられることがあり得る（外から動かされたことで胎児が子宮壁に当たり，まるで胎動のように理解されている可能性がある）．

重要事項　経妊と経産を混同しないこと
- 経妊＝今現在を含むすべての妊娠回数（訳注：日本では，今現在の妊娠を数に含めないで表現することが多い）
- 経産＝生児と死産児の合計出産数（死産とは 24 週以上で，死んだ胎児が分娩されることと定義される）（訳注：日本における定義は妊娠 22 週以降）

■ 全身診察（Secondary survey）

以下の診察を行う
- 気道を確認する．
- 呼吸の様子を確認する：呼吸数と呼吸の様子
- 循環を確認する：脈拍数とその強さ
- 失血量を再評価する．
  - どの程度の量に見えるか，衣服やベッド，リネンが濡れていないかを記録する．
    - つま先まで届くような失血に注意する（もしそうなら，全身観察を行っている場合ではない）．

- ・活動性の性器出血を視認するために外陰部の診察を行ってよいか尋ねる．
  - ・新鮮血の出血か，水っぽい出血か．
  - ・凝血塊はできているか．
  - ○血圧を測定する．
- 神経学的所見を確認する．
- 自分の評価を確認する―重症患者に対しまだ時間はあるか．
- もし，時間的にも患者の様子も大丈夫ならば，基本的な産科診察を行う．
- もし可能であれば，腹部診察を行う．このとき，下記を記録する．
  - ○圧痛
  - ○硬さ
  - ○子宮収縮
  - ○子宮底の高さ
  - ○胎動
- もし患者が子宮収縮を感じていたり，明らかに分娩が進行している場合には，子宮を腹部より触れて，その収縮の強さと頻度を確認する．
- もし患者がいきみたい衝動を感じているなら（もしくは性器出血に関して心配事があるならば）外陰部の診察が必要になるだろう．
- 視認可能な分娩第2期の徴候を確認する．
  - ○肛門圧迫感
  - ○腟口に児頭が見える（もしくはそれ以外の胎児の先進部）．
  - ○臍帯脱出の徴候を探す．特に患者が突然の自然破水を伴った場合は重要である．
- もし，自然破水がある場合には，羊水の色を評価する．
  - ○透明
  - ○血性
  - ○羊水の胎便による混濁
  - ○濁っている，もしくは不快な臭いを伴う．

- 診察を行う場合には**常に患者の同意**を尋ね，なぜそれが必要か説明する．同意を取った旨を診療録に記録しなければならない．
- 患者のパートナーか近親者に状況を説明する．
- できれば同席者がいた方がよい（もう 1 人別の医療従事者が同席していることが理想的である）．
- 診察後には速やかに患者を覆うなど，患者の尊厳を守る．
- 文化的な多様性を認め，信頼関係の形成に配慮する．
- 患者の拒否権を尊重する．

▍内診手技を行う場合

非産科的医療従事者がルーチンに内診手技を行うことは決して適切ではない．骨盤位の分娩が進行して頭部が出てくる場合や，臍帯脱出といったような産科的な超緊急事態時のみ行われるべきである．

▍血圧の測定

もし状況が許すならば，血圧測定は座位で行うべきである．妊娠女性の血圧測定に際し，最良の測定方法は手動式の血圧計を用いることである．これは自動血圧計よりも正確である．GEMACH（2004）スタディでは，妊娠高血圧腎症の患者に対して自動血圧計では非常に低く測定してしまうことが報告された．拡張期血圧はコロトコフ V 音（脈音が聴取できなくなるポイント）を採用する．コロトコフ IV 音（脈音の減弱するポイント）は，血圧計の値が 0 mmHg になっても脈音が消失せずに聴取される場合にのみ採用する．

通常の健康な妊娠女性では 100 mmHg の収縮期血圧は珍しいことではない．しかし，参考までに，90 mmHg 未満の収縮期血圧は他の徴候が存在すればショック状態を示唆する．一方，「160 mmHg 以上の収縮期血圧は医療評価と治療が緊急的に必要である」と GEMACH（2007c）報告でも推奨されている．

常に患者の血圧動向が記録されている母子手帳を読み，隠れた疾患の徴候がないか評価する．

▍胎児の評価

これは病院前の状況，特に緊急時には行えることが限られている．

胎児の心音は標準的な聴診器で聴取可能ではあるが，聞くのはなかなか難しく，胎児が元気であるという保証にはならない．常位胎盤早期剥離の場合，胎児心音が聴取できなかったり，子宮内の出血にかき消されて聞き取りづらいかもしれない．胎児心音の聴取に時間をかけて，搬送が遅れるべきではない．

胎児が元気かどうかを知るには，母親に胎動を尋ねるのが1つの方法である．しかし，胎動を感じないことがすべて悪い結果につながるわけではない．胎児はいつも動いているわけではなく，睡眠周期も存在する．もし子宮収縮が頻回となっている状況では，胎動を常に感じることは困難だろう．

もし破水している状況ならば，羊水の色を評価することも胎児が元気かどうかを知るもう1つの方法である．もし，羊水中に新鮮な胎便があるならば，微粒子の混ざった黄緑色をしているはずである．新鮮胎便が混ざっていたり濃い血性の羊水ならば注意が必要であり，患者が病院に到着した際に適切な胎児モニタリングが必要であることを警告している．

> **重要事項** 胎児が元気かどうかの判断に時間をかけて，母体の搬送が遅れてはならない．

D 産科患者の引き継ぎ

他の医療従事者への患者の引き継ぎは，すべての場合において，管理上きわめて重要な箇所である．もしこれが不正確に行われたり，重要な情報が伝達し損ねられた場合には，誤診や間違った治療，診断や治療開始の遅れが生じる．

口頭での引き継ぎは，患者の生命徴候に関する情報を漏れなく一定の形式で行わなければならない．病院へ引き継ぐ最初の段階で，警告のメッセージを伝え，地域で統一した形式を用いる．ASICHE の語呂は現在，英国の病院前救護で使用されている1例で，これを産科的患者向けに修正してASHHIE という例を下記に示す．

- Age（年齢）
- Sign and symptom（徴候と症候）
  - 簡潔に，気道，呼吸（呼吸数も含む），循環（出血，脈拍数，血圧），神経学的所見（AVPU や GCS，瞳孔，肢位，発作の有無），診察所見（他に関連する所見，分娩の開始，子宮収縮の規則性，持続，間隔，自然破水など），G 因子の順で構成する．
- History of the current problem（現病歴）
- History of current pregnancy（現在の妊娠経過）
  - 経妊数，経産数，最終月経，他の諸問題（例えこれらが現在の問題の原因でなくとも）
- Interventions（介入）
  - どんな投薬をどのタイミングで行ったか，静脈路や骨髄路の位置を簡潔に報告する．
- Estimated time of arrival（到着予定時間）

口頭で引き継いだ後には，すべての所見や行った治療を筆記か電子媒体で記録しなければならない．産科病院スタッフへの注意喚起や病院のカルテに挟むためにコピーも用意する．もし患者が入院にならなかった場合，その旨を病院前スタッフは口述記録に更新し，筆記もしくは印刷物としてコピーも作っておく．

キーポイントのまとめ

- 産科的緊急事態では，情報を集めて走り回るということがしばしばある．
- もし分娩が切迫しているなら直近の医療機関に運ぶこと．
- 産科的初期評価は患者を含む状況を評価することから始まる．
- 産科的初期評価の目的は，可能な限り早く致命的な問題を同定することである．それは一般成人に対する初期評価でも同じではあるが，子宮底の高さと位置の同定が緊急的な産科問題の発見として含まれていることが異なる（ABCDEFG を思い出そう）．
- 出血を調べる際には「床上の出血とその他 5 項目」を考慮する．

- もし患者が「生命危機に直結する問題（G因子）」を有するならば，現場では気道確保，適切な呼吸管理，重大な出血の制御に処置をとどめて，医療機関に搬送する．
- 性器出血があってもなくても，胎動がない強い腹痛は，他の原因が証明されるまで常位胎盤早期剥離として扱う．
- つま先まで届く出血は重症である．
- 低い位置に胎盤がある患者の出血はどんな量でも深刻である．
- 10分間に3回以上の子宮収縮は分娩の切迫を示唆する．
- 肛門圧迫感は，子宮口が全開大しているか，OPポジションの胎児がおりてきていることを示唆する．
- 前回の分娩様式が帝王切開であることは子宮破裂のリスクを上昇させる．
- 高血圧は常位胎盤早期剥離のリスクを上昇させる．
- 10分間に5回を超える頻回な子宮収縮は常位胎盤早期剥離を考慮する．
- 前回の妊娠が早産だった場合には，今回も早産の可能性が高まる．
- 双胎はすべての産科合併症の可能性を高める．
- 痙攣の既往がない患者の発作は，他の原因が証明されるまで子癇発作として扱う（血圧は発作時に上昇していないこともある）．
- 死亡した胎児は羊水中では動かないが，動いているように感じられることがあり得る（外から動かされたことで胎児が子宮壁に当たり，まるで胎動のように理解されている可能性がある）．
- 胎児が元気かどうかの判断に時間をかけて，母体の搬送が遅れてはならない．
- 産科患者の申し送りにはASHHIEの語呂に従って行う─Age（年齢），Sign and symptom（徴候と症候），History of current problem（現病歴），History of current pregnancy（現在の妊娠経過），Interventions（介入），Estimated time of arrival（到着予定時間）．

〈伊達岡 要〉

第6章
妊娠初期の救急と婦人科手術の合併症

> **目標**
>
> この章を読むことによって，以下の事項に関する病院前管理習得を目標とする．
> - 婦人科術後の合併症
> - 流産
> - 異所性妊娠

A 婦人科術後患者の評価と管理

　婦人科手術の合併症はほかの手術と同じである．術式の経過を漏らすことなく聴取し症状を評価する．よく遭遇する合併症を下記に示す．

感染症

a．尿路感染
- これは非常によくある感染症である．
- 患者は下記の症状を示す．
    - ・頻尿や排尿障害
    - ・腰痛（これは腎盂腎炎を示している可能性がある）
    - ・体温の変動，発汗，発熱
    - ・気分不良
    - ・嘔気・嘔吐
- 治療は経口抗菌薬で行えば自宅での療養ができる．しかし，もし患者に

弛張熱があるなら入院で抗菌薬の静脈投与が必要になる場合がある．
- もしも症状が軽度なら病院へ搬送するよりもかかりつけ医で評価してもらうことを考慮する．

b．創部感染
- 創部に発赤，熱感，炎症を認める．
- 血腫形成部位の周囲に硬結があるかもしれない．
- 創部がわずかに開放して膿が流出しているかもしれない．
- 発熱を認め（弛張熱の熱型を示すかもしれない），女性は気分不良を感じているかもしれない．
- まれに創部がすべて開いて腹壁破裂になることがある．その開いた部分から腸が見える．創部は湿らせた滅菌ガーゼで被覆し，病院へすぐに搬送する．
- ほとんどの傷はガーゼを当てれば良い．病院へ搬送するよりも病院前での評価と治療を考慮する．
- 皮膚の壊死や水疱を認めたらガス壊疽を疑うべきである．診断のために病院へ搬送する．
- 抗菌薬での治療は通常，経口で行われる．早急に創部を修復しようとしても，再び破綻するだけなので通常は望ましくない．

出 血
- 子宮摘出後に円蓋の血腫が増大したり，結紮部が滑脱したりすると，腟から著明な出血を呈するかもしれない．
- 出血基準により重症度を評価する．

肺塞栓症
- 手術経過を漏らすことなく聴取し，症状を評価する．
- ふくらはぎの痛みや突然の循環虚脱という病歴があるかもしれない．
- リスク因子には広範囲の骨盤内手術，肥満，喫煙，肺塞栓の既往がある．
- ABC（気道，呼吸，循環）を評価し，気道を確保し，必要なら気管挿管を考慮する．
- 循環が確認できなければCPR（心肺蘇生）を行う．

- 直近の救急病院へ遅滞なく搬送する．
- 病院搬送中に大口径の静脈路を2本確保する．
- （もし可能なら）血栓溶解療法を考慮する．

■ 消化管穿孔と麻痺性イレウス

- 両者とも術後2〜5日目に発症しやすい．
- 麻痺性イレウスはより起こりやすい．
- 腹腔鏡手術後の場合は，消化管穿孔の可能性を疑うべきである．
- 嘔気，嘔吐，腹部膨満感や排ガスと排便を認めないなどといった病歴を認める．
- 腹部聴診では腸雑音の消失，打診では鼓音かもしれない．
- 消化管穿孔では，明らかな腹膜炎症状を認める．
- ABCを評価し，鎮痛薬を投与し，直近の救急病院へ搬送する．静脈ラインを確保する．

B 流 産

■ 定 義

流産は妊娠24週未満での妊娠の中断である（訳注：日本では22週未満）．妊娠第1三半期および第2三半期に起こり，妊娠週数が進めば進むほど出血量は多くなることがある．流産は妊娠12週までによくみられる．

- 不全流産：子宮頸管が開いて，胎児または胎盤組織の一部が排出されているが，一部は子宮内に残っている状態．出血は多いこともあるし少量のこともある．
- 進行流産：子宮頸管は開大しているが，その時点では組織が排出されていない状態．出血は多いこともあるし少量のこともある．
- 完全流産：すべての胎児/胎盤組織が排出され，子宮頸管は閉鎖したか閉鎖しかけており，出血はおさまってきている状態．
- 切迫流産：少量の出血はあるが組織は排出されておらず，超音波検査では胎児は生存していると考えられる状態．

- 稽留流産：出血はごく少量またはまったくない状態で，超音波検査では胎児は死亡しているか正常に発育していない状態．
- 感染流産：これは様々な流産の経過中に感染が起こり発症するものである．不全流産に関連するものや，流産手術後，人工妊娠中絶手術後に起こることがある．

症状を下記に示す．
- 出血や腹痛
- ショック（敗血症性ショックのことが多い）
- 頭痛
- 嘔気
- 急な熱感や冷感
- 発汗
- 悪寒戦慄
- 脈拍と体温の上昇
- 腟からの排出物による不快症状

流産の鑑別を正確に行うには内診や超音波検査が必要であるが，どちらも病院前の状況で行うことは適切ではない．緊急事態の場合は，確実な診断よりも臨床状況に基づいて管理する．

C 子宮頸部ショック

これは流産物が部分的に子宮頸管を通過し引っかかったときに起こる．ショックの程度はしばしば出血量とは不釣り合いである．

> **重要事項** 子宮頸部ショックは治療のために緊急の産科的介入を必要とする生命を脅かす緊急事態である．このような症例は静脈路を確保し，警告灯とサイレンを使用して遅滞なく病院へ搬送すべきである．

▍リスク因子
- 流産の既往
- 以前に流産の可能性を超音波検査で受けている
- 喫煙
- 肥満

▍診　断
臨床経過
- 出血は少量または大量
- 血液の塊やゼリー状の組織を排出したという病歴があるかもしれない．排出された組織はすべて集めて病院へ持ってくるべきである．
- 腹痛―月経痛様の腹部正中の痛みが背部や下肢に放散する可能性がある．
- 嘔気や乳房緊満感のような妊娠徴候は治まっているかもしれない．
- 子宮頸部ショックと肩痛や下痢は関連しない．この症状は異所性妊娠を示唆することがある．
- もし出血と痛みが改善したら完全流産か切迫流産である可能性がある．

> **重要事項**　排出された組織は集めてすべて病院へ持っていくこと．

▍病院前管理
- 患者の臨床症状に応じて気道開通，維持，保護する．
- 酸素飽和度が室内気で 94％未満なら酸素を使用する．
- SpO_2 が 85％未満の場合はリザーバー付き酸素マスクを使用する．それがなければ普通の酸素マスクを使用する．SpO_2 は 94〜98％を目標値とする．
- 評価と記録
  - ・呼吸数
  - ・脈拍数と強さ
  - ・CRT（Capillary refilling time；毛細血管再充満時間）または血圧
  - ・産科的病歴

- 出血量の評価
    - ・足元の血液
    - ・パッドに吸収された血液
    - ・衣類に付着した血液
    - ・ベッドシーツの血液
- 病院搬送中に大口径（14 G）の静脈路を1～2本確保する．
- 収縮期血圧は 100 mmHg を維持するように 250 mL ずつ輸液を開始する．
- 適切に鎮痛薬を投与する．
- 絶飲食とする．
- 子宮頸部ショックに続発する徐脈はアトロピンで治療できる（500 μg ずつ 3 mg まで）．

提 案

痛みがなく出血が少量または治まっている場合は，病院に連絡し外来または妊娠初期評価が可能な施設の受診予約を取ることを考慮する．

重要事項 ショックなのに出血量が少ない場合は異所性妊娠か子宮頸部ショックを考慮する．

重要事項 月経は時々遅れることがある．その際に妊娠を決めるための質問としては：
- 出血がいつもの月経と同じであるか？
- 最終月経が 6 週間以内か？
- 妊娠反応が陽性になっているか？

重要事項 異所性妊娠の出血は以下のようである．
- 量が少ない．
- 痛みは片側であることが多い．
- 肩痛や下痢が関係することがある．

重要事項
- 生命を脅かす出血がある場合，子宮内容物が確実に排出されている証拠があれば，エルゴメトリン 500μg を静注することができる．
- 代替法としてはミソプロストール 800μg を経直腸投与する．
- 2回目の薬剤投与が必要になることが時々あるので，産婦人科医と連絡をとる．

D 異所性妊娠

■定 義
異所性妊娠とは子宮内腔以外に受精卵が着床したものをいう．多くは卵管であり，まれに卵巣や腹腔内の他の場所である（図6-1）．異所性妊娠は増加しており，全妊娠の1〜2%に合併する．

■リスク因子
- 骨盤内炎症性疾患
- 子宮内避妊具
- 不妊症
- 異所性妊娠の既往

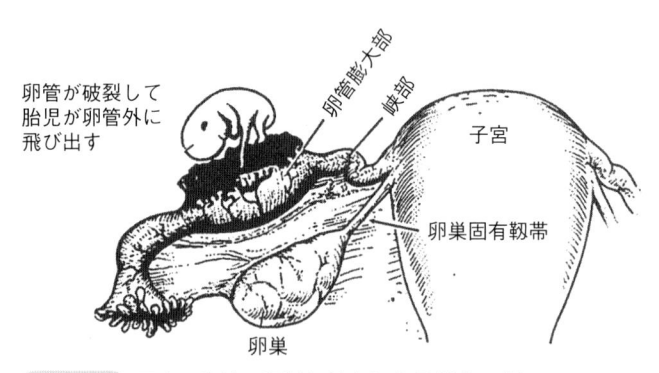

図6-1 子宮/卵管/卵巣と着床しうる部位の図

- 卵管手術
- 不妊手術
- 不妊手術の解除術後
- 子宮内膜症

診 断

a. 臨床経過
- 肩痛
- 普通は妊娠6〜8週
- 下痢
- 排便時痛/直腸痛
- 起立性低血圧
- ショック
- 性器出血/少量の出血付着
- めまいの病歴
- 失神
- 頻脈

b. 臨床所見
- 片側の腹痛
- 反跳痛
- 付属器の圧痛
- ショック
- 出血（これはないかもしれない）
- 軽度または重度の月経量

c. 生化学マーカー

異所性妊娠のリスクがあると考えられている患者は，地域のクリニックでβhCGを連続的に測定されているかもしれない．このような症例なのかどうかを患者に確認しておく．

> **重要事項** 異所性妊娠を確実に診断できるような特定の検査や臨床所見はないため，臨床像全体を把握することがより重要である．それゆえ急を要する病院前の状況においてできることは，異所性妊娠の疑いを持つことだけである．

> **重要事項** 無症状の女性でも異所性妊娠であることがある．しかし，これは急を要する状況ではない（超音波診断が必要である）．
> 月経があったからといって異所性妊娠を除外せず，最終月経が正常よりも少なかったかどうか詳細な問診を行う．
> 異所性妊娠は尿路または消化器症状などの非典型的な症状を呈することがある（下痢，排便時痛）．異所性妊娠破裂による母体死亡はこれらの症状を無視した場合に発生している．

> **重要事項** ショックが進行し，性器出血量とは不釣合いに重症化することがしばしばある．不安定な循環動態の場合は深刻な状態であると認識する．異所性妊娠の死亡原因は出血である．それゆえそのような症例では迅速な行動が必要である．

病院前管理

- 患者の臨床症状に応じて気道確保，維持，保護する．
- 室内気での酸素飽和度（SpO_2）が94％未満の場合は，酸素投与を行う．
- SpO_2 が85％未満の場合は，リザーバー付き酸素マスクを使用する．それがなければ普通の酸素マスクを使用する．SpO_2 は94〜98％を目標とする．
- 評価と記録
  - 呼吸数
  - 脈拍数と強さ
  - CRT（Capillary refilling time 毛細血管再充満時間）または血圧
  - 産科的病歴
- 適切な妊娠初期評価が可能な救急病院へ遅滞なく搬送する．

6章 妊娠初期の救急と婦人科手術の合併症

- 病院搬送中に大口径（14 G）の静脈路を1～2本確保する．
- 収縮期血圧は100 mmHgを維持するように250 mLずつ輸液を開始する．
- 適切に鎮痛薬を投与する．
- 絶飲食とする．

重要事項 すでにショックに陥っている場合は生命を脅かす状態であり，一刻を争う緊急事態である．このような状況では搬送中に家族からすべての病歴を聴取することが有用である．

重要事項 肩痛，下痢，排便時痛を覚えておくこと．

重要事項 まったく性器出血がなかったり少量だったり多かったりすることがある．しかし，多い性器出血は自然流産となる関連性がより高い．

キーポイントのまとめ

流産：
- 子宮頸部ショックは治療のために緊急の産科的介入を必要とする生命を脅かす緊急事態である．このような症例は静脈路を確保し警告灯とサイレンを使用して遅滞なく病院搬送すべきである．
- 排出された組織は集めてすべて病院へ持っていくこと．
- 出血量とは不釣り合いにショックになっている場合は異所性妊娠か子宮頸部ショックを考慮する
- 生命を脅かす出血がある場合，子宮内容物が確実に排出されている証拠があれば，エルゴメトリン500μgを静注することができる．
- 代替法としてはミソプロストール800μgを直腸投与する．

異所性妊娠：
- 異所性妊娠を確実に診断できるような特定の検査や臨床所見はないため，臨床像全体を把握することがより重要である．それゆえ急を要する病院前の状況においてできることは，異所性妊娠の疑いを持つことだけである．
- 無症状の女性でも異所性妊娠であることがある．しかし，これは急を要する状況ではない（超音波診断が必要である）．
- 月経があったからといって異所性妊娠を除外せず，最終月経が正常よりも少なかったかどうか詳細な問診を行う．
- 異所性妊娠は尿路または消化器症状などの非典型的な症状を呈することがある（下痢，排便時痛）．異所性妊娠破裂による母体死亡はこれらの症状を無視した場合に発生している．
- すでにショックに陥っている場合は生命を脅かす状態であり，一刻を争う緊急事態である．このような状況では搬送中に家族からすべての病歴を聴取することが有用である．
- 肩痛，下痢，排便時痛は異所性妊娠を示唆することがあるのを覚えておくこと．
- 異所性妊娠における性器出血の量は様々だが，性器出血が多い場合は，流産と関連している可能性が高い．

〈鈴木大輔〉

第7章 妊娠後期における産科救急疾患

目標

本章では，妊娠後期のなかでも分娩第1期から第2期，児娩出までの産科救急疾患をいかに認識し対処するかについて解説する．
この章を読むことによって，医療従事者は，以下に述べる疾患の病院前管理につき説明できるようになることを目標とする．
- 妊娠高血圧症候群（PIH），妊娠高血圧腎症，子癇，HELLP症候群，急性妊娠脂肪肝（AFLP）
- 早産
- 妊娠中の性器出血（妊娠前出血，常位胎盤早期剥離，前置胎盤など）
- 子宮破裂
- 胎児先進部異常と母体・胎児の長軸位置関係異常
- 多胎
- 肩甲難産
- 臍帯の異常（過短臍帯，臍帯脱出，臍帯破裂など）
- 羊水塞栓症

A 妊娠中の高血圧

はじめに

妊娠中の高血圧は，多くの原因からなり，全妊娠の10〜15％に認められ，頻度の高い妊娠合併症である．妊娠中の高血圧は，PIH，妊娠前から持続する高血圧（たとえば本態性高血圧），妊娠高血圧腎症，子癇など，さまざま

な病態からなる疾患群である．HELLP症候群や急性妊娠脂肪肝（AFLP）も，妊娠高血圧腎症や子癇と密接に関係している．

高血圧合併妊娠（高血圧症）

a．定　義

　女性は，潜在的な要因による高血圧症に罹患した状態のまま妊娠する場合がある．妊娠13週以前に高血圧症と診断される場合，妊娠前から高血圧症に罹患していた可能性が高い．若年性高血圧症は，妊娠初期になって初めて診断されるケースが少なくない．このような場合，どこかの時点で，二次性高血圧症の原因，例えば腎・循環器系疾患やクッシング症候群を除外診断するためにスクリーニング検査を行う必要があるだろう．しかしながら，多くの場合は明らかな原因を見出せず，いわゆる軽症本態性高血圧症と診断される．これらの妊婦は，加重型妊娠高血圧腎症や子宮内胎児発育不全の高リスク群である．その発症リスクは，妊娠初期に重症高血圧（拡張期血圧＞110 mmHg）を認める場合はほぼ50％に達する．繰り返し述べるが，これらの高リスク群では妊娠合併症，特に妊娠高血圧腎症や子宮内胎児発育不全の早期診断のためにより注意深い経過観察が必要である．

b．リスク因子

- 腎疾患
- 糖尿病
- 肥満
- 高齢妊娠（41歳以上）
- 妊娠前の心血管系疾患
- 経口避妊薬内服中の高血圧症
- クッシング病

妊娠高血圧症候群（PIH: pregnancy-induced hypertension）

a．定　義

　PIHは，一般的に妊娠20週以降に初めて高血圧が発症し，**蛋白尿や他の妊娠高血圧腎症の症状を認めない場合**をいう（訳注：日本においては，妊娠高血圧腎症は妊娠高血圧症候群の1つとして分類されている）．多くは，血

圧が140/90 mmHg程度の軽症例である．PIH症例のうち，約15％に妊娠高血圧腎症が発症する．早発型（おおよそ妊娠20〜24週）のPIHの40％が妊娠高血圧腎症を発症するリスクを有するが，妊娠37週以降の軽度血圧上昇では，発症リスクは10％にとどまる．合併症のないPIH症例では，妊娠高血圧腎症の発症に留意し，注意深い経過観察が必要である．妊娠高血圧腎症を発症しないPIH症例は，母児の予後は良好であるが，その後の妊娠時に再発する可能性がある．

b．リスク因子
- 初産あるいは，新しいパートナーとの第1子
- 重症妊娠高血圧腎症の既往
- 本態性高血圧
- 糖尿病
- 肥満
- 腎疾患
- 高齢妊娠（41歳以上）
- 妊娠前の心血管系疾患
- クッシング病

妊娠高血圧腎症

a．定　義

　妊娠高血圧腎症は，妊娠20週以降に初めて高血圧が発症し，かつ蛋白尿を伴うものをいう．著明な末梢浮腫は，本疾患の病態と関連している可能性がある．ある程度の浮腫は，通常ほぼすべての妊婦に認められるということを留意すべきではある．しかし顔面や上肢の浮腫は，下肢と比較し，妊娠高血圧腎症により特徴的に認められる．本症は，早ければ妊娠20週には認められることがあるが，多くは妊娠24〜28週以降で発症する．初産婦はハイリスク群であり，約10％に妊娠高血圧腎症を発症する．重症妊娠高血圧腎症の頻度は，全妊娠の約1％である．

　妊娠高血圧腎症の発症機序は，いまだ不明である．しかし，発症には胎盤が重要な役割を演じていて，子宮血管の生理学的リモデリングが障害されて

いることが報告されている．この異常は，血管内皮（微小血管の内層）機能の異常，もしくは絨毛細胞（胎盤の細胞）由来の因子が関連しているとされている．これらの胎盤形成異常により胎盤灌流が低下し，子宮内胎児発育不全を惹起する．

　2007 年の CEMACH レポートによると，妊娠高血圧腎症は，妊娠そのものが直接的に関連した母体死因の 18/132（13.6％）を占めることが報告されている．妊娠高血圧腎症は，敗血症と並んで，英国における母体死因の第2位を占めている（CEMACH. 2007c）．

b．リスク因子
- 初産あるいは，新しいパートナーとの第 1 子
- 重症妊娠高血圧腎症の既往
- 本態性高血圧
- 糖尿病
- 肥満
- 多胎
- 腎疾患
- 高齢妊娠（41 歳以上）
- 若年妊娠（16 歳未満）
- 妊娠前の心血管系疾患
- クッシング病

c．診　断

　本疾患は，軽症，中等症，重症に分類される．軽症から中等症の妊娠高血圧腎症は，多くの場合無症候であり，通常の妊婦健診で診断されることが多い．このような場合は，産科外来で定期的な検査により，当初は外来レベルで管理される場合が多い．しかしながら，病態が増悪する場合は，入院管理，早期娩出が必要となることがある．英国では，妊娠高血圧腎症の診断は，高血圧（140/90 mmHg 以上），蛋白尿によりなされ，浮腫を認める場合がある．

　血圧測定の際は，半臥位で適切なサイズのカフを用いる．上腕周囲径が大

きい女性の場合は，通常サイズのカフを用いると血圧が高く測定され偽陽性が増加する．正確な診断には，収縮期および拡張期血圧ともに測定することが重要である．拡張期血圧はコロトコフⅤ音（脈音が聴取できなくなるポイント）を採用する．コロトコフⅣ音（脈音の減弱）は，血圧計の値が0 mmHgになっても脈音が消失せずに聴こえる場合にのみ採用する．

　重症妊娠高血圧腎症は，既知の軽症妊娠高血圧腎症の患者に発症しうるが，発症の兆候がほとんどなかった妊婦にも起こりうる．蛋白尿を伴う明らかな高血圧を示し（160/110 mmHg以上），以下の症状が認められる．
- 頭痛—重症で前頭部痛
- 視覚障害
- 心窩部痛（肝被膜が伸展することによる痛み）—多くは胸やけと間違われる．
- 右上腹部痛（肝被膜が伸展することによる痛み）
- 筋痙攣もしくは振戦
- 他の症状—嘔気，嘔吐，意識錯乱
- 急激に増悪する浮腫
- 重症妊娠高血圧腎症は高血圧を主徴とする"多臓器"疾患である．

他の合併症として：
- 頭蓋内出血
- 脳卒中
- 腎不全
- 肝不全
- 播種性血管内凝固症候群（DIC）などの凝固異常
- 常位胎盤早期剥離とそれに起因する大量出血

　最近のCEMACHレポートのTOP10推奨事項では，母体の頭蓋内出血や脳卒中の発症リスクを低下させるため，収縮期160 mmHg以上の高血圧に対する積極的治療の重要性が強調されている（CEMACH, 2007c）．そのため，これらの妊婦はただちに適切な産科医療機関で入院加療される必要がある．

d. 病院前管理

　プライマリケア医は，通常，軽症妊娠高血圧や軽症妊娠高血圧腎症を取り扱うことはまれである．しかしながら，なんら疑わしき症候がない場合でも，すべての妊婦に対する健診時の血圧測定は不可欠である．新たに血圧が 140/90 mmHg 以上であることがわかった場合は助産師または産科クリニックのスタッフによって，入院が必要かどうか検討する必要がある．**血圧が，新たに収縮期 160 mmHg，拡張期 110 mmHg 以上を示した場合は，そのまま産科病棟に入院すべきである．**母子手帳の記録から，過去数週間の血圧推移を把握することができる．

　以下，推奨される重症妊娠高血圧腎症の管理法を記載する．

1. ABCDEFG の評価・検討
2. 早急な救急搬送の必要性を判断する症候の評価：
   - 頭痛―重症で前頭部痛
   - 視覚障害
   - 心窩部痛
   - 右上腹部痛
   - 筋痙攣もしくは振戦
   - 意識錯乱
3. 搬送先の病院へ救急搬送の到着予定時刻を報告する．
4. 薬剤を静注する必要性に備えて，搬送中に静脈路を確保する（子癇の項を参照）．
5. 急性肺水腫の発症リスクがあるので，細胞外液の少量急速投与であっても，**点滴静注はルーチンに行うべきでない．**点滴ラインがつながっている場合には，落下速度は 80 mL/h を超えてはいけない（生理食塩水もしくはハルトマン液を使い，ブドウ糖液は使用しない）．

7章　妊娠後期における産科救急疾患

> **重要事項**　肺水腫を避けるために点滴の落下速度は，80 mL/h 以下で行う．エルゴメトリンなどの麦角アルカロイドは，重症高血圧や頭蓋内出血を惹起する可能性があるので，分娩第3期に使用しない．

> **重要事項**　分娩第3期の大量出血の場合，オキシトシン10 IU筋注，もしくはミソプロストール800μgを使用する．

■子　癇

a. 定　義

　子癇は全般性強直間代発作（いわゆる大発作）を示し，通常，妊娠高血圧腎症の徴候または症状を伴う．妊娠合併症のなかでは最も重篤な疾患のうちの1つで，英国における死亡率は2%に上る．発症頻度は，10,000分娩中2.7例で，通常妊娠24週以降に認められる（UKOSS. 2007）．多くの患者は，軽症から重症の妊娠高血圧腎症に罹患しているが，**まったく前駆症状なく突然発症することがある**．約1/3の患者は，分娩後（通常48時間以内）に初めて発症する．

　子癇は，しばしば重症妊娠高血圧腎症に合併するが，血圧上昇がごく軽度（140/80〜90 mmHg）にとどまることもまれではない．

　大発作中の低酸素状態が，胎児の合併症や胎児死亡につながることがある．胎盤早期剥離や大出血のリスクにも留意すべきである．また，子癇発作後に皮質盲が認められる場合がある．発作は，通常自然軽快するが，持続したり反復したりすることがある．

　他の子癇に関連した合併症としては，腎不全，肝不全，DICなどがある．

> **重要事項**　妊娠20週以降の大発作の原因は，確定診断がなされるまでは，子癇を念頭におく．

b. リスク因子
- 妊娠高血圧腎症の罹患
- 初産あるいは，新しいパートナーとの第1子

- 重症妊娠高血圧腎症の既往
- 本態性高血圧
- 糖尿病
- 肥満
- 多胎
- 腎疾患
- 高齢妊娠（41歳以上）
- 若年妊娠（16歳未満）
- 妊娠前の心血管系疾患
- クッシング病

c. 診 断

妊娠 20 週以降の強直間代発作，もしくはその病歴．

> **重要事項** てんかん患者にも強直間代発作が認められる．妊娠 20 週以降にてんかん患者が発作を示す際，高血圧もしくは妊娠高血圧腎症の既往がある場合は，子癇として取り扱う．てんかん患者に対して，高血圧や妊娠高血圧腎症の治療が必要ない場合であっても，発作後まで血圧を連続モニターし，助産師と病態を検討する必要がある．

▎病院前管理

1. 左斜め 15～30°体位，または左側臥位に保持する．
2. 患者の状態に応じて，気道確保する．
3. 室内気で酸素飽和度（SpO_2）が 94％未満の場合は，酸素投与を行う．SpO_2 が 85％未満の場合は，リザーバー付き酸素マスクを使用する．それがなければ普通の酸素マスクを使用する．SpO_2 は 94～98％を目標値とする．
4. 持続的または反復する発作を認める場合は，静脈路または骨髄路を確保する（肺水腫を避けるために，急速点滴静注は行わない）．もしくは輸液路確保を病院への搬送中にまで延期する．

5. 一刻を争う緊急事態なので，可能な限り早く病院へ搬送する．
6. 搬送先の病院へ救急搬送の到着予定時刻を報告する．
7. さらなる発作を予防する子癇の確実な治療法は，その発作が継続中であれ反復発作であれ，硫酸マグネシウム4gの負荷量を15分以上かけて点滴静注または骨髄内投与することである（搬送先の施設では，その後1g/hで点滴静注を維持する）．
8. 硫酸マグネシウムが使用できず，子癇発作重積状態を認めるときは，以下の方法も考慮する．ジアゼパム10〜20 mgの静注または骨髄内投与を，効果をみながら漸増，もしくはジアゼパム10〜20 mgを挿肛する．

重要事項 通常，子癇発作は反復せずに2分程度で自然軽快する．反復する発作を最も確実に予防する治療法は硫酸マグネシウムである．硫酸マグネシウムが使用できないとき，発作が持続したり反復したりしない限りは，ジアゼパムや他のベンゾジアゼピン系薬剤の投与は控える（図7-1参照）．

重要事項 搬送時サイレンを使用すると子癇発作を誘発したり，血圧上昇を招いたりする可能性がある．そのため，可能であればサイレンの使用は控えたいが，警告灯を点灯し迅速に搬送することは，最優先事項である．

HELLP症候群
a. 定 義
- 妊娠高血圧腎症に関連して溶血（haemolysis），肝酵素の上昇（elevated liver enzymes），血小板減少（low platelets）を呈する症候群である．
- この症候群は，経妊婦に多く認められ，以下の症状を伴う．
- 軽症高血圧（140/90 mmHg）
- 右上腹部痛もしくは心窩部痛（65％）

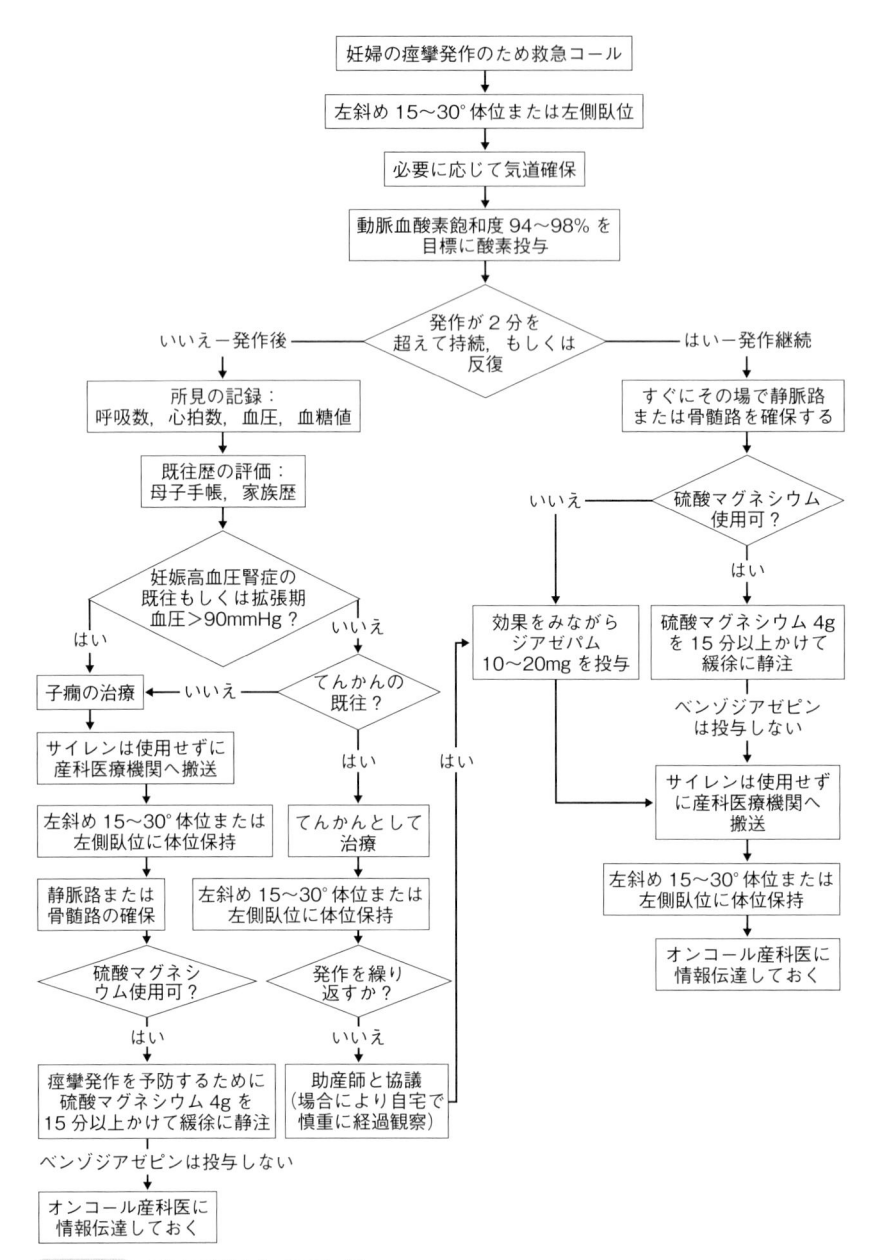

7章 妊娠後期における産科救急疾患

```
                    ┌──────────────────────┐
                    │ 妊婦の痙攣発作のため救急コール │
                    └──────────┬───────────┘
                               ↓
                    ┌──────────────────────┐
                    │ 左斜め15～30°体位または左側臥位 │
                    └──────────┬───────────┘
                               ↓
                    ┌──────────────────────┐
                    │   必要に応じて気道確保   │
                    └──────────┬───────────┘
                               ↓
                    ┌──────────────────────┐
                    │ 動脈血酸素飽和度94～98%を │
                    │     目標に酸素投与     │
                    └──────────┬───────────┘
                               ↓
                         ╱発作が2分を ╲
          いいえ─発作後 ─╱ 超えて持続，もしくは ╲─ はい─発作継続
          │              ╲   反復     ╱               │
          ↓                 ╲───────╱                  ↓
   ┌──────────────┐                          ┌──────────────┐
   │   所見の記録：   │                          │ すぐにその場で静脈路 │
   │ 呼吸数，心拍数，血圧，血糖値 │                │ または骨髄路を確保する │
   └──────┬───────┘                          └──────┬───────┘
          ↓                                          ↓
   ┌──────────────┐                          ╱ 硫酸マグネシウム ╲
   │  既往歴の評価：  │                  いいえ─╱   使用可？     ╲
   │  母子手帳，家族歴 │                 │      ╲              ╱
   └──────┬───────┘                 │         ╲─────╱
          ↓                           │           │はい
     ╱妊娠高血圧腎症の╲                │           ↓
    ╱ 既往もしくは拡張期 ╲              │    ┌──────────────┐
  はい  血圧＞90mmHg？  いいえ           │    │ 硫酸マグネシウム4g │
    ╲              ╱                │    │ を15分以上かけて │
     ╲──────────╱                  │    │    緩徐に静注    │
      │         │                   │    └──────┬───────┘
      ↓         ↓                   │           ↓
┌─────────┐  ╱てんかんの╲           │    ベンゾジアゼピン
│ 子癇の治療 │←いいえ╱  既往？  ╲         │    は投与しない
└────┬────┘     ╲        ╱          │           ↓
     ↓            ╲────╱  はい      │    ┌──────────────┐
┌─────────┐      │はい   │          │    │ サイレンは使用せず │
│サイレンは使用せずに│    ↓       │      ↓    │ に産科医療機関へ │
│産科医療機関へ搬送│  ┌────────┐│ ┌──────────┐ │     搬送      │
└────┬────┘  │てんかんとして││ │効果をみながら│ └──────┬───────┘
     ↓        │  治療    ││ │ ジアゼパム  │        ↓
┌─────────┐  └────┬───┘│ │10～20mgを投与│ ┌──────────────┐
│左斜め15～30°体位または│ ↓    │ └──────────┘ │左斜め15～30°体位または│
│左側臥位に体位保持 │┌──────────┐│                │ 左側臥位に体位保持 │
└────┬────┘│左斜め15～30°体位または││               └──────┬───────┘
     ↓      │左側臥位に体位保持 ││                       ↓
┌─────────┐└────┬───┘│                ┌──────────────┐
│ 静脈路または │     ↓    │                │ オンコール産科医に │
│ 骨髄路の確保 │  ╱発作を繰り╲│                │  情報伝達しておく │
└────┬────┘ ╱  返すか？  ╲               └──────────────┘
     ↓       ╲          ╱
 ╱硫酸マグネ╲   ╲────────╱
╱ シウム使用可？╲   │はい  │いいえ
 ╲          ╱    │      ↓
  ╲────────╱   │ ┌──────────────┐
     │はい        │ │   助産師と協議    │
     ↓            │ │ （場合により自宅で │
┌──────────────┐│ │  慎重に経過観察） │
│ 痙攣発作を予防するために │ └──────────────┘
│ 硫酸マグネシウム4gを │
│15分以上かけて緩徐に静注 │
└────────┬──────┘
         ↓
  ベンゾジアゼピンは投与しない
         ↓
  ┌──────────────┐
  │ オンコール産科医に │
  │  情報伝達しておく │
  └──────────────┘
```

図 7-1 妊婦痙攣発作の取り扱い

- 嘔気と嘔吐（35％）
- 胎盤早期剝離（15％）
- 肝破裂（まれ）

b. リスク因子
- 妊娠高血圧腎症の罹患
- 経産婦
- HELLP 症候群の既往

c. 診　断

　この疾患は，病院前の状況では診断されないかもしれないが，さまざまな症候から疑いをもつことはできる．

d. 病院前管理

　病院前管理は，重症妊娠高血圧腎症と同様である．

急性妊娠脂肪肝

a. 定　義

　急性妊娠脂肪肝は，まれな疾患であるが（10,000 妊娠に 1 例），母体死亡率（10～20％）および胎児死亡率（20～30％）は高い．発症時期は通常妊娠 37 週前後で，主な症状は重度の嘔気，嘔吐，倦怠感，軽症の黄疸である．軽症妊娠高血圧腎症の症候を呈する場合がある．病院前管理は，重症妊娠高血圧腎症と同様である．病院における治療方針としては，対症的に管理を行い，急速遂娩を考慮する（分娩誘発，もしくは帝王切開術）．

b. リスク因子
- 初産婦
- 肥満
- 胎児が男児

c. 診　断

　この疾患は，病院前の状況では診断されないかもしれないが，さまざまな症候から疑いをもつことはできる．低血糖所見があれば，本疾患がより疑われる．

d. 病院前管理

病院前管理は，重症妊娠高血圧腎症と同様である．

〈菅原準一〉

B 早 産

定 義

早産は分娩予定日から 3 週間より前，すなわち妊娠 37 週より前に分娩が生じることである．早産は新生児における疾病率や死亡率の重要な予測因子であり，妊娠 24 週未満に生まれた新生児の生存は，不可能ではないがまれである．2005 年において，24 週で出生した児の 28 日間生存率は 58％だが，妊娠 25 週で出生した児では 77％，27～28 週になると 92％に上昇する．

リスク因子

- 早産の既往
- 双胎以上の多胎
- 喫煙
- 社会経済的下層階級
- 頸管無力症の疑い
- 自然破水

診 断

徴候や症状は通常の分娩と同様である．ただし，陣痛がほとんどないことや前期破水が生じることがある．胎児先進部異常（通常，骨盤位）が多い．分娩開始前に児頭が固定していないことが多いため，破水した場合には診察者は臍帯脱出に留意すべきである．

> **重要事項** 早産は急速な分娩に進展しうる．注意深い評価によって，救急車内での分娩を予防できる可能性がある．胎児先進部異常や臍帯脱出が正期産よりも多い．

- ABCDEFG 初期評価を用いて患者を評価する．
- 子宮底高を確認—子宮底が臍高（およそ妊娠 22 週相当）に達してない場合は，出生後に児が生存できる可能性は低い．
- 特に次のような一刻を争う緊急事態（G 因子）に注意する．
  - 胎児先進部異常
  - 臍帯脱出
  - 母体出血
- 管理方針に影響を与えうるほど分娩が切迫しているかを見極め，通常と同様に本人ならびに母子手帳から産科病歴を確認する．

病院前管理

1. 分娩前に病院に到着できると判断した場合は，警告灯とサイレンを使用して遅滞なく緊急搬送をする．**搬送先の産科施設に事前連絡を行う．**
2. 分娩が切迫している，あるいは病院到着前に分娩に至ってしまうと判断した場合は，搬送を開始してはならない．
   2.1 現場に助産師の出動を要請する．
   2.2 分娩後に母児それぞれに対応する人員の確保や必要に応じて母児を別々に搬送するために，2 台目の救急車出動要請を行う．2 台目の救急車には保育器を装備することが望ましいが，そのために時間を費やして到着を遅らせてはならない．
   2.3 2 人の患者を管理するために，母体と小児（新生児）用器材，酸素，麻酔，ALS キット，暖かいタオルと毛布が必要である．すべての適切な器材が使用可能な状態で準備されていることを確認する．また，新生児の処置を行う場所（可能であれば風のない場所）を確保する．
   2.4 正期産と同様に分娩を管理する（第 4 章参照）が，胎児先進部異常と臍帯脱出に対して備えておく．また，早期産児が呼吸循環管理を必要とする確率は正期産児より高いことも認識しておく（第 9 章参照）．

2.5 早産新生児の体温を維持することは必須である．なぜなら，早産新生児は短時間に低体温に陥る可能性があり，重篤な合併症の原因となる．生まれた児を積極的に乾かし，きれいなタオルでくるみ，頭部を覆うことも忘れない．唯一，顔だけは露出しておく．ほとんどすべての蘇生措置は，新生児を外気に晒すことなく実施が可能であるし，またそうすべきである．

2.6 標準の手順に従って，新生児を注意深く評価する．蘇生が必要であれば，新生児の蘇生ガイドラインに従う（第9章参照）．

重要事項 母体を搬送しないことを決定したら，ただちに，2台目の救急車出動要請を行い，同時に助産師を要請する．このことによって母体と児への別々の処置や搬送を行うための人的・物的な追加支援が得られる．

重要事項 児の出生直後には，蘇生措置の開始前に，必ず適切な手段により児を保温する．CPR や ALS は児が低体温になってしまうと効果が得られない．そして，これが病院前という状況において生じる特有のリスクである．

重要事項 分娩後は母体と児の両方に注意を払う．小さな新生児の対応に気をとられて，重要な分娩前出血を認めた母体に対する分娩後の対応ができないことがある．同様に，疲弊したあるいは病的な母体によって，児への対応に注意を向けられないために，児が低体温になってしまう可能性がある．

C 分娩前出血

■定 義

分娩前出血は妊娠24週以降における分娩前の腟からの出血と定義される．その出血量はほんの数 mL であり，ほとんどの場合は深刻な事態を指し示す

ものではない．しかし，胎盤早期剥離（後述）のように少ない外出血でも多量の内出血が隠れていることがあるので，出血が少なかったとしても注意深く評価しモニタリングすることがきわめて重要である．

　1Lを超えるような大量の外出血も起こり得る．これは通常，前置胎盤と関係している．イギリスにおいて死産の原因の8.4%が多量の分娩前出血である．分娩前出血による母体死亡はまれである（2000～2002年においては7例のみ）．しかし，分娩前出血により母体の分娩後大出血に対応する力が減弱する可能性がある．

> **重要事項** 少量の外出血でも多量の内出血を示唆している可能性を考える．"産徴"を超える出血であればいかなる量でも診察者は重篤な隠れた出血の危険を察知すべきである．

リスク因子
- 高齢妊娠（41歳以上）
- 妊娠前の複数の合併疾患の存在
- 経妊婦
- 前置胎盤や癒着胎盤（胎盤の一部，もしくは全体が子宮壁へ異常付着している状態）による帝王切開の既往
- 前置胎盤
- 常位胎盤早期剥離の既往
- 常位胎盤早期剥離の誘因となり得るコカインの使用
- 凝固障害

診　断

　外出血が通常の"産徴"の量をわずかに超えるだけでも疑ってかかるべきである．完全なABCDEFGアプローチによって，患者の評価と継続したモニタリングを行う．診察者は，少量の出血が進行する内出血と関連している可能性を考え，その後の危機的な大出血を予測すべきである．もしバイタルサインがショック状態を示していたら，目に見える出血量にかかわらず適切な対処をただちに始めるべきである．しかし，母体血の50%以上を失って

も，血圧の下降や心拍の増加を伴わないこともあり得る．

> **重要事項** 妊婦は血圧や心拍の変動なしに循環血液量の50％以上を失う可能性がある．

病院前管理

この疾患は生命を脅かす一刻を争う緊急事態であり，警告灯とサイレンを使用して迅速に病院搬送する必要がある．

分娩前出血に対する一般的な対応は，その出血が外出血でも内出血でも同じである．

産科の初動検査を行いながら，産科的病歴の情報を得る．

1. 患者の状態に応じて気道確保を行う．
2. 酸素飽和度（SpO_2）が94％未満の場合は，酸素投与を行う．SpO_2 が85％未満の場合は，リザーバー付き酸素マスクを使用する．それがなければ普通の酸素マスクを使用する．SpO_2 は94〜98％を目標値とする．
3. 母体の体位は左斜め15〜30°体位を保持して，子宮による下大静脈の圧迫が胎児循環を悪化させないようにする．
4. 産科手術室，輸血，集中治療室，麻酔設備が揃っている病院へ遅滞なく搬送する．
5. オンコールの産科上級医に到着予定時間を連絡する．
6. 大口径（14G）の静脈路1〜2本を確保する（この処置を現場で行うことによって搬送の遅れがあってはならない）．もし静脈路の確保が困難であれば骨髄路確保を考慮する．
7. 収縮期血圧は100 mmHgを維持するように，250 mLずつ細胞外液の輸液を開始する．収縮期血圧が一度100 mmHgに達したら，細胞外液の過剰投与は血餅の破壊に伴う再出血のリスクを上昇させるのでそれ以上投与してはならない．引き続き循環不全の徴候を頻回に観察する．
8. 患者が痛がっていたら，鎮痛を施行する―低血圧の患者にはモルヒネ

は注意して使用する．
9. 麻酔，手術の必要があるかもしれないので，絶飲食とする．

| 重要事項 | 一刻も早く点滴を．多量の分娩前出血の治療法は手術である．|

| 重要事項 | 低血圧蘇生術は循環血液量減少性ショックのある妊婦の治療としては適切ではない．|

| 重要事項 | 母体，胎児救命のための3つの介入：
1. 警告灯とサイレンを使用した迅速な病院搬送
2. 産婦人科のスタッフ，輸血，ICUと麻酔科が直ちに対応可能な受け入れ病院の選択
3. オンコールの産科上級医への事前連絡

| 重要事項 | 適切な病歴聴取や意識状態の変化，脈拍異常（特に頻脈の進行）から，収縮期血圧にかかわらず，内出血を高い確率で疑う．|

| 重要事項 | 500 mL を超える外出血の際は，いつ収縮期血圧が急激に下がるともしれないので静脈路を確保して点滴する準備を行う．|

| 重要事項 | 深刻な母体出血の際は子宮による下大静脈の圧迫を避けるような体位をとることを忘れない．|

D 常位胎盤早期剥離

■ 定　義
　胎盤早期剥離は正常な位置にある胎盤が子宮壁から剥がれた結果，母体静脈洞から出血が生じることと定義される．出血は卵膜の外を流れて子宮頸管に到達できる場合にのみ産道から認められるので，通常，完全にあるいは一部が不顕性となる（内出血）．子宮筋層にもまた血液が浸潤しうる（Couvelaire 徴候）．全出血量は多量になることが多い．ショックの重症度が母体の凝固障害や腎不全に関連する．2003 年から 2005 年の間に胎盤早期剥離による死亡例は 2 例であった（CEMACH, 2007c）．

■ リスク因子
- 高齢妊娠（41 歳以上）
- 妊娠前の合併症の存在
- 経妊婦
- 胎盤早期剥離の既往
- コカインの使用
- 凝固障害
- PIH/本態性高血圧
- 交通事故/重篤な腹部外傷

■ 診　断
　ABCDEFG 初期評価を一通り施行し，産科的病歴を得る．胎盤早期剥離は重症の PIH と関連している場合もある．胎盤早期剥離は妊娠のいかなる時期でも起こりうることに留意する必要がある．前置胎盤とは対照的に，胎盤早期剥離は通常ひどい腹痛を起こす．患者はこれを子宮収縮が治まらないと訴えるかもしれない．もし，その患者が分娩開始前であれば，収縮が始まる可能性が高いが，子宮が緊張しているか，腹部圧痛が存在するかを評価するのは難しい．触診で子宮は板状硬である．
　失血量は，著しく過小評価となる可能性がある．明らかな出血も頸管を

7章 妊娠後期における産科救急疾患

ゆっくり通過する間に脱酸素化されて暗赤色をしているだろう．著しい胎盤剥離による失血量と母体-胎児循環の喪失が子宮内胎児死亡を引き起こす可能性がある（図7-2）．

重要事項 顕性化している出血だけを頼りに疾患の重症度を過小評価してはならない．もし，患者が少量の外出血と痛みを伴う子宮緊張状態でショックを呈していたら，胎盤早期剥離をつねに想定しなければならない．

病院前管理

胎盤早期剥離を疑ったら，この疾患は生命を脅かす一刻を争う緊急事態であり，警告灯とサイレンを使用して迅速に病院搬送する必要がある．母児ともにリスクにさらされるが，胎児の方が母体より先に死に至りやすい．母親に最後に胎動を感じたのがいつか確認し，その情報を搬送先の産科医に伝え

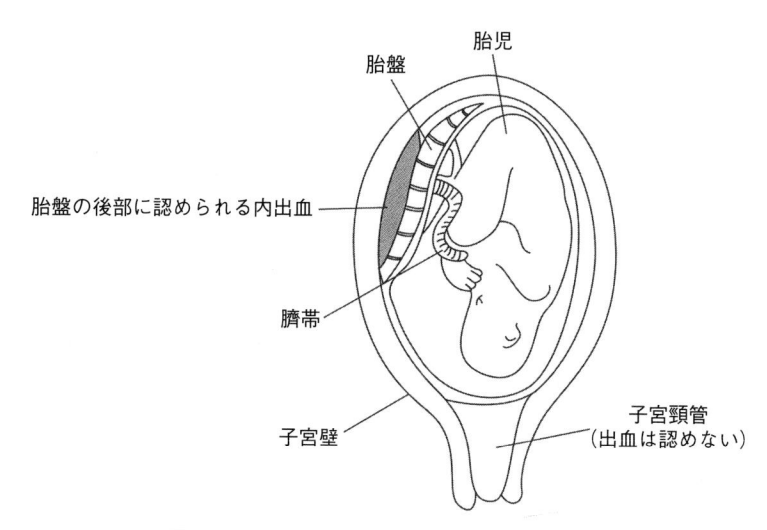

図7-2 外出血のない胎盤早期剥離
すべての出血は胎盤と子宮壁の間にあり，強い腹痛があり，子宮の圧痛を伴う．明らかな外出血は認めない．

ることを念頭におく．一般的な治療指針は分娩前出血（88 ページ参照）と同様である．

E 前置胎盤

▌定　義

　前置胎盤は，全部あるいは一部が子宮下部に位置している胎盤のことと定義される．胎盤の剥離は妊娠後期において子宮収縮や性交渉によって生じる．この剥離は頸管近くの血管の破綻を招き，通常性器出血を生じる．2003 年から 2005 年の間に前置胎盤により生じた分娩前出血による死亡例は 3 例であった（CEMACH. 2007c）（図 7-3）．

▌診　断

　顕性化している出血量が著しいこともあるし，特に陣痛が始まっていれば

a）全前置胎盤

b）外出血が明らかな胎盤早期剥離

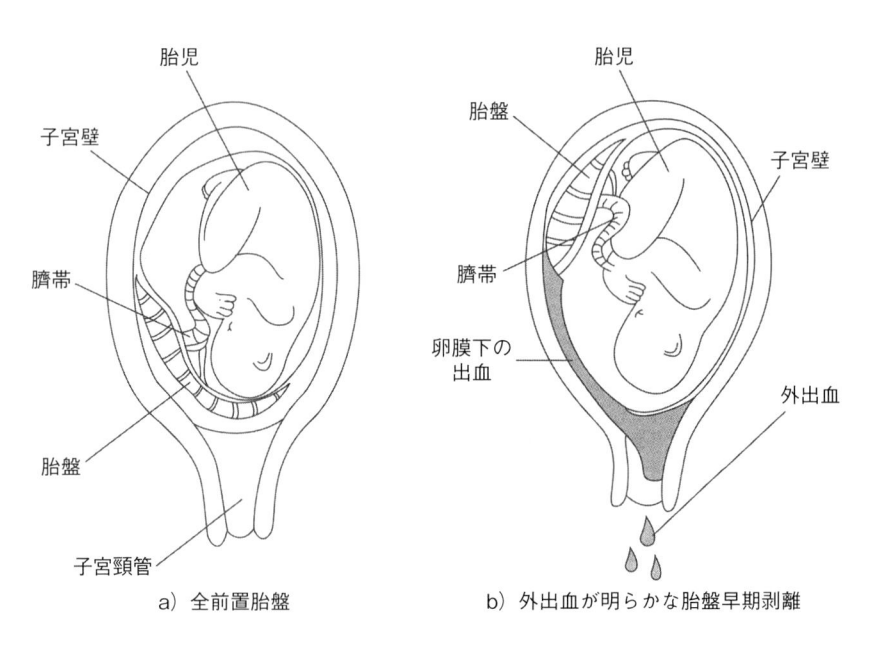

図 7-3 全前置胎盤

さらなる剥離と血管の破綻を引き起こし，大量出血になり得る．出血は鮮血であることが多い．子宮は弛緩しており，腹部に圧痛はない．加えて患者は陣痛が発来していなければ痛みもない．しかしながら，出血はしばしば子宮を刺激し子宮収縮を引き起こすのでそれゆえ痛みが生ずることがある．胎児死亡はまれだが，低い位置の胎盤が児頭の骨盤への嵌入を阻むため胎児先進部異常が多い．

通常通り，完全な ABCDEFG アプローチを用いた評価が必須である．産科的病歴の確認も同様に重要である．前置胎盤は通常ルーチンのエコー検査で確認され，危険のある患者は分娩予定日の 14 日前に選択的帝王切開が予定される．繰り返す一時的な出血がみられることがあり，患者はすでに今回の妊娠中に分娩前出血で入院した病歴があるかもしれない．特筆すべきことに，2000～2002 年の間に前置胎盤で死亡した女性はすべて帝王切開の既往があった．

▌病院前管理

出血量が著しく多かったり，患者がショック状態であったりする場合，この疾患は生命を脅かす一刻を争う緊急事態であり，警告灯とサイレンを使用して迅速に病院搬送する必要がある．一般的な治療は分娩前出血の治療指針（88 ページ参照）と同様である．

F 子宮破裂

▌定　義

子宮破裂とは，子宮に裂傷が生じることであり，通常，既往帝王切開や，筋腫核出術（子宮筋腫の摘出）などの子宮手術と関連が深い．子宮破裂はまれ（発症率は 10,000 出産に 3 例）で，分娩中に生じやすい．これは，母児ともに生命を脅かす緊急事態である．

▌リスク因子

- 帝王切開の既往
- 子宮手術の既往

- 多経産婦
- 診断されていない児頭骨盤不均衡
- 巨大児
- 穿通胎盤
- 先行する子宮内操作（例えば人工妊娠中絶手術）
- 外回転術
- 子宮奇形（副角子宮）

▌診　断

以下の所見を呈することがある．
- 分娩中の
  - ・突然の子宮収縮の停止
  - ・先進部の上昇（後退）
- 強い持続痛
- 胎児死亡
- 多量の内出血による母体ショック

▌病院前管理

　この疾患は生命を脅かす一刻を争う緊急事態であり，警告灯とサイレンを使用して迅速に病院搬送する必要がある．一般的な治療は分娩前出血の治療指針に従う（88ページ参照）．

〈深澤宏子　平田修司〉

G 胎児先進部と母体・胎児の長軸位置関係（プレゼンテーション，ライ，ポジション）

▌はじめに

　異常な胎児先進部と母体・胎児の長軸位置関係，そして胎児先進部の基準点と母体骨盤との位置関係について，その定義を理解することは大切なことである．

- 母体・胎児の長軸位置関係（ライ）：縦位，横位，斜位と定義される（訳注：日本語では「胎位」という用語に含まれている）．ライが途中で変わったら，**固定していない状態**であると考える（図7-4）．
- 胎児先進部（プレゼンテーション）：産道における胎児の先行している部分や先進部を示す．胎児は，頭頂，骨盤（殿部や足，下肢），顔，額，または肩が先行する可能性がある（図7-5）．
- 胎児先進部の基準点と母体骨盤との位置関係（ポジション）：胎児先進部の基準点がどのように母体の骨盤と関連するかを示す．例えば，通常は occipitoanterior ポジション（OA ポジション）．これは，胎児の後頭部（occipit）が母体の恥骨方向または母体の前方（anterior）を向いている場合である．一方，よく起こるポジション異常は，occipitoposterior ポジション（OP ポジション）である．これは，胎児の後頭部（occipit）が母体の脊椎方向または母体の後方（posterior）を向いている場合である（ALSO. 2004）（図7-6）．

骨盤位

a. 定　義

　骨盤位とは，産道において，殿部が先進し，後続する児頭が子宮底にある縦位の状態である（ALSO. 2004; Boyle. 2002）．発症頻度は，28週でおよそ20％だが，ほとんどが自然に頭位になり，満期では3～4％となる（Cox and Grady. 2002）．骨盤位分娩は，周産期死亡率や合併症発生率の上昇に関係しており，それは主として早産，先天性形態異常，分娩時仮死や損傷（Cheng and Hannah. 1993; Pritchard and MacDonald. 1980）である．帝王切開は，それらの関連する事象を避ける方法として，骨盤位においては勧められてきており（Cheng and Hannah. 1993），欧州や米国では，好ましい分娩方法と考えられている．

　帝王切開を推奨する The Term Breech Trial は，陣痛のない満期妊娠に対して，新生児合併症率がより低く，安全であったと報告している（Hannah. 2000）．最初の処置として，満期で出生前に骨盤位と診断された妊婦は，外回転術（産科医が手で胎児を回転させる）が行われるべきである

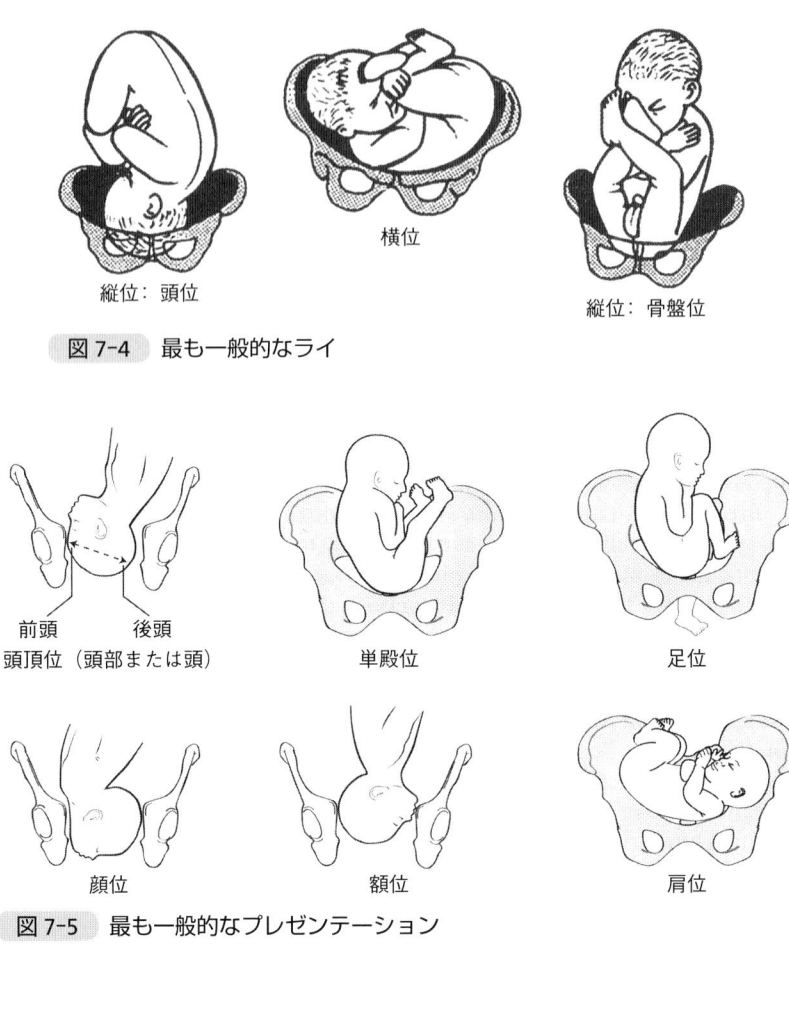

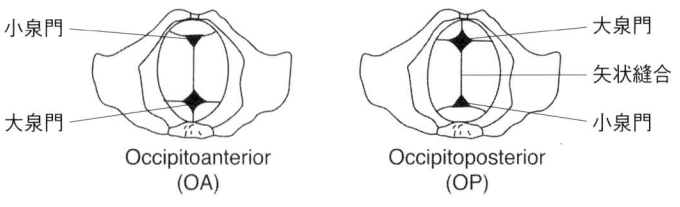

7章 妊娠後期における産科救急疾患

図 7-4 最も一般的なライ

縦位：頭位 / 横位 / 縦位：骨盤位

図 7-5 最も一般的なプレゼンテーション

頭頂位（頭部または頭）（前頭／後頭） / 単殿位 / 足位
顔位 / 額位 / 肩位

図 7-6 最も一般的なポジション

Occipitoanterior (OA)：小泉門、大泉門
Occipitoposterior (OP)：大泉門、矢状縫合、小泉門

(RCOG. 1997).骨盤位の対応は変わってきたが,いつでも経腟骨盤位分娩には出くわす可能性がある.未診断の骨盤位,急激に進行した分娩や患者希望などで遭遇する可能性がある.それゆえ,すべての母体ケアに関わる医療者は骨盤位分娩に対して準備しておくべきである.骨盤位分娩は,表7-1のように分類される.

b. リスク因子
- 未熟性
- 前回骨盤位
- 低置/前置胎盤
- 骨盤内腫瘍
- 双角子宮
- 多胎
- 羊水過多
- 羊水過少
- 胎児形態異常
- 多産婦

c. 診 断

徴候や症状は,頭位の正常分娩と同様であるが,腟入口の視診で次のようなものが確認される.
- 殿部
- 足または足底
- 腫れ上がってうっ血し変色した外性器

表 7-1 骨盤位の分類

	殿部	脚	足	頻度
単殿位	屈曲	伸展		65%
複殿位	屈曲	屈曲		25%
足位	片方または両方伸展	片方または両方伸展	片方または両方先進	10%

- 胎便排出（黒い練歯磨き粉のような感じで）

重要事項 殿部は，髪のない新生児と間違うことがある．

重要事項 母親が，異常な胎位などの問題があることを知っているかどうかを必ず確認する．

重要事項 母子手帳を必ず確認する．警告ボックス内に骨盤位であることが記載されているかもしれない．

重要事項 分娩が切迫しているかどうかは管理方針に影響を与えるので，それを知るために評価する．

d．病院前管理
1. ABCDEFG 初期評価で患者を評価し，産科的全身評価を行う．
    1.1 陣痛発来の徴候を評価し，妊婦が分娩第何期かを決定する．
    1.2 迅速に要点を把握し，早産児や臍帯脱出などの潜在的な合併症を明らかにする
    1.3 分娩施設に，救急搬送の到着予定時刻を報告する．
2. 分娩前に病院に到着できると判断した場合は，警告灯とサイレンを使用して遅滞なく病院へ搬送する．

重要事項 分娩施設に救急搬送の到着予定時刻を報告する．

3. しかしながら，もし出産が切迫している場合や，病院に着く前に出産になると判断した場合は，搬送してはならない．
    3.1 地域の助産師の緊急出動を要請する．
    3.2 これが早産の骨盤位なら早産対応と同じように，2台目の救急車出動要請を行う．
    3.3 出産場所を確保し，新生児蘇生ができる状態にし，必要なら母体のためにエントノックス（笑気ガス），暖かい毛布，出産器具も準

備する（訳注：エントノックスは日本では一般的ではない）．
3.4 半座位（斜め45°）に妊婦を支え，足を砕石位（足を保持するのに台所の椅子を二脚使用してみる）に保つようにする．もしくは妊婦自身に足を保持させる．ベッドかソファの端に妊婦のおしりがくるように位置させる．もしくは蹲踞の姿勢を選ばせる．

重要事項 母親が蹲踞位なら，あなたは母親の後ろにいるはずなので，胎児背部の向きが逆さまに現れてくることを心得ておく．

3.5 基本的な原則は，自然な殿部の娩出を妨げないことで，「手を加えない」方式が黄金律である．
3.6 殿部は自然に胎児仙骨部が母体の恥骨結合に向かうように（背部が母親の前に）回旋する．このようにならない場合，用手的にやさしく回す．このときは，腸骨稜の上で胎児の殿部をやさしく保持し，ゆっくり回す．足やおなかを保持してはならない（図7-7）．
3.7 もし足が自然に娩出されないなら，膝関節をやさしく屈曲させ，殿部を外転させてそれらを娩出させる（図7-8）．
3.8 臍帯を下に引っ張らない．
3.9 腕が自然に娩出されない場合は，Lovset法を用いる．腹部や足を持たずに，骨盤を持って新生児を把持する．新生児を，母体の恥骨結合の方向に持ち上げ，娩出させたい側の肩を，前方にくるまで180°回転させる．1本の指を肩の上に通して肘を下に向け，体幹の前を横切るように腕を娩出する．いったん腕が娩出されたら，新生児をやさしく背部が母体の前になるようにゆっくり回し，必要ならもう一方の腕を同様に繰り返す．両腕が娩出されたら，新生児の背部が母体の前方になる元の位置に新生児を確実に回転させる（図7-9）．
3.10 分娩の間，新生児の体をタオルやカバーで覆い，体温が奪われないようにする．新生児を引っ張ってはいけない．

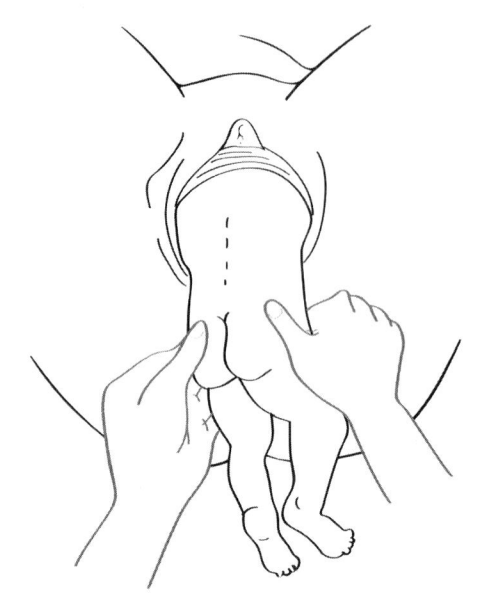

100 | 7章 妊娠後期における産科救急疾患

図 7-7 用手的に胎児仙骨部を母体恥骨結合部に回す

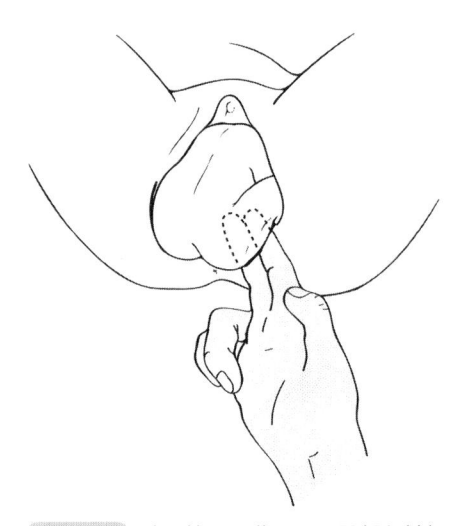

図 7-8 膝関節を屈曲させ，殿部を外転

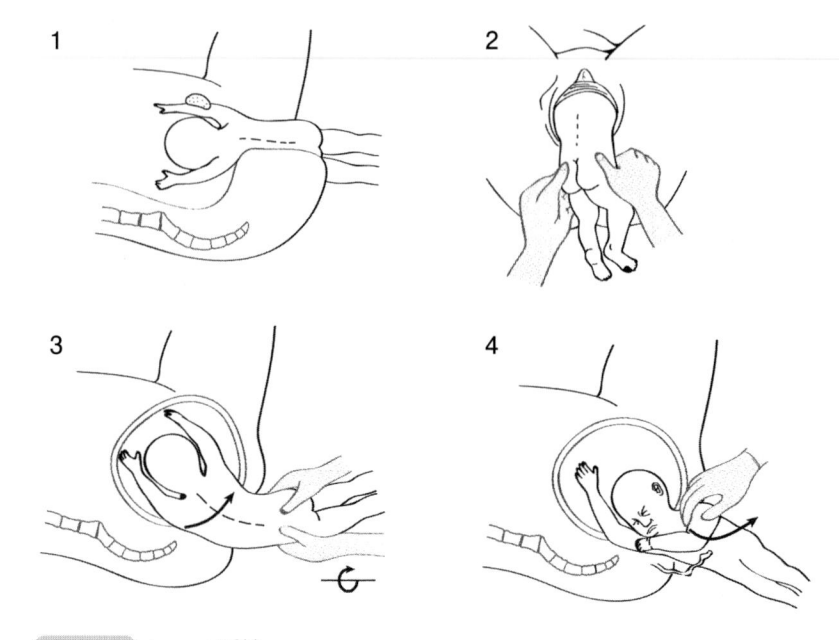

図 7-9 Lovset 手技

1. 図の例では，両腕が伸展し（バンザイした状態），児の腕を用手的に娩出させることが困難である．この場合，後在にある左腕の娩出法を試みる．
2. 親指と他の指で，腹部ではなく骨盤をしっかりつかむ．
3. やさしく児を上方または斜め上方に持ち上げ，児の体幹を時計方向に180°回転させる（左腕を顔の前に移動させるため）．
4. 児の左腕を用手的に体幹の前を横切るように娩出させる．必要ならもう一方の腕を同様に繰り返す．

3.11 うなじが見えたら，娩出のために，頭の屈曲を促す Mauriceau-Smellie-Veit 手技を行う必要がある．水平位にするために，新生児の体幹を腕の上でしっかりと支え固定する．腕で支えながら，2本の指を母体の腟内に挿入し，新生児の頬骨にそれぞれ置く．他方の手で，示指と薬指を新生児の左右の肩にそれぞれ置き，中指で後頭部を押して新生児の頭を屈曲させる．頭の娩出は，頭を屈曲させ，常に何をしようとしているか母親にしっかりと説明し

ながら行う（図 7-10）．

3.12 新生児が娩出できないなら，母親にマクロバーツ（McRoberts）体位（肩甲難産のときのように）をとらせ，頭の屈曲と娩出を目的に恥骨のやや頭側下腹部を押す．

3.13 児頭が娩出されず，助産師が到着しないなら，一刻も早く技術の高い産科的援助が得られる方法を無線で相談する．警告灯とサイレンを使用して，直近の産科施設に搬送する．

3.14 娩出できたら，標準的な方法で新生児をひととおり評価する．新生児蘇生が必要ならガイドラインに従って行う（9 章参照）．

3.15 地域の助産師が到着するまで，すべての経腟分娩のガイドラインに沿って，産後の処置を行う．

重要事項 殿部を引っ張ることが状況を複雑にする可能性がある．頭部が引き伸ばされ，上肢が頸部後方に挙上すると後続の児頭娩出がより困難となり時間がかかる（図 7-11）．間違った手技は，内臓損傷を起こす可能性がある．

重要事項 「可能な限り，骨盤位分娩は何もしない」という黄金律を覚えておく．

重要事項 児背はいつも母体の前方ということを忘れない．

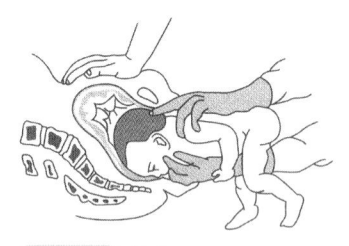

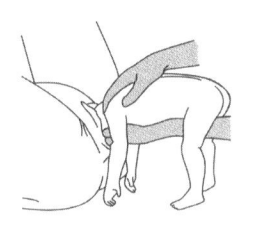

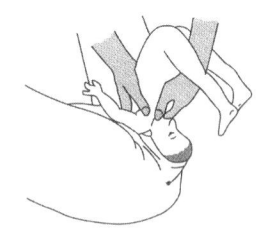

図 7-10　適合 Mauriceau-Smellie-Veit 手技

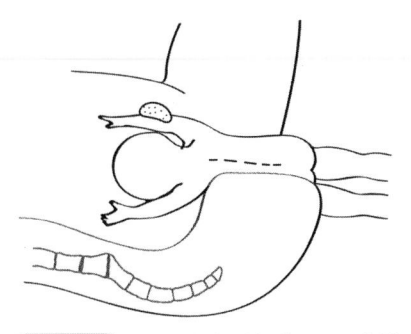

図 7-11 頭部が引き伸ばされ，上肢が頸部後方に挙上した状態

> **重要事項** 早産なら 2 台目の救急車出動要請を行う．

> **重要事項** 児頭をすぐに娩出できなければ，技術の高い産科的援助を得られる方法を迅速に考えよ．援助者が到着していないなら遅滞なく搬送せよ！

e．考慮すべき一般的なポイント
- 救急車内分娩の危険を冒さない．
- 娩出に失敗するまでは，手を出さない．
- 胎児をひっぱらない．
- 臍帯をひっぱらない．
- 頭部を伸展させない．
- 保温のため，分娩時は新生児の体をタオルで覆う．
- 娩出後評価し，必要なら新生児蘇生をガイドラインに従って行う．
- 分娩後の母体の評価も忘れずに．

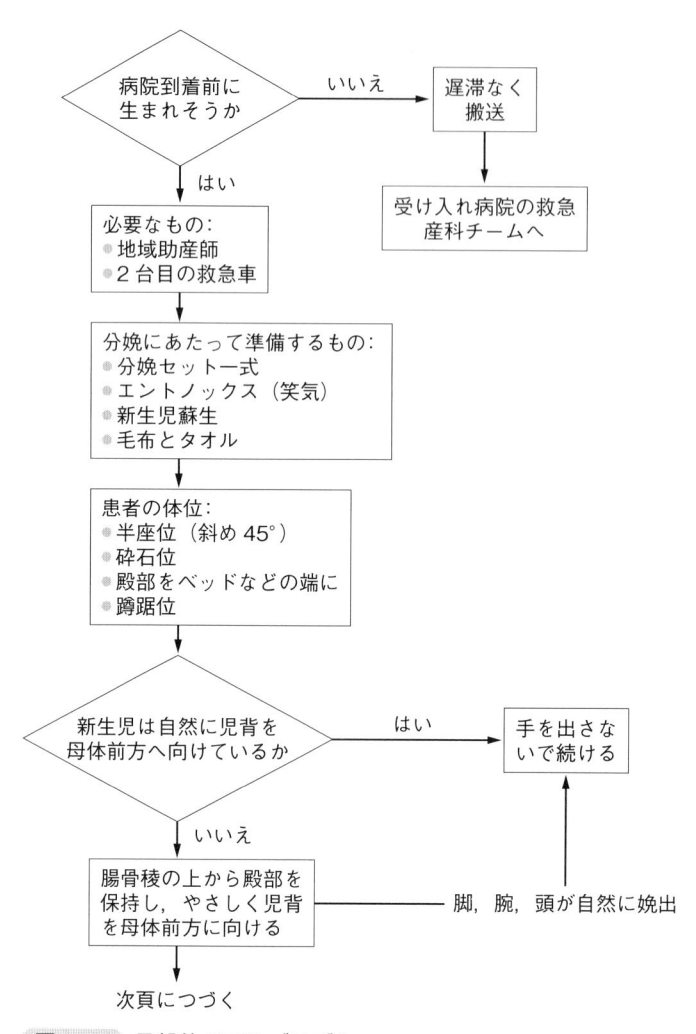

7章 妊娠後期における産科救急疾患

```
                ┌─────────────┐   いいえ   ┌──────────┐
                │病院到着前に  │──────────→│遅滞なく  │
                │生まれそうか │            │搬送      │
                └─────────────┘            └──────────┘
                       │ はい                     │
                       ↓                          ↓
        ┌──────────────────────┐         ┌──────────────────┐
        │必要なもの:           │         │受け入れ病院の救急│
        │● 地域助産師          │         │産科チームへ      │
        │● 2台目の救急車       │         └──────────────────┘
        └──────────────────────┘
                       │
                       ↓
        ┌──────────────────────────┐
        │分娩にあたって準備するもの:│
        │● 分娩セット一式          │
        │● エントノックス(笑気)    │
        │● 新生児蘇生              │
        │● 毛布とタオル            │
        └──────────────────────────┘
                       │
                       ↓
        ┌──────────────────────┐
        │患者の体位:           │
        │● 半座位(斜め45°)     │
        │● 砕石位              │
        │● 殿部をベッドなどの端に│
        │● 蹲踞位              │
        └──────────────────────┘
                       │
                       ↓
        ┌──────────────────────┐  はい    ┌──────────┐
        │新生児は自然に児背を  │─────────→│手を出さな│
        │母体前方へ向けているか│          │いで続ける│
        └──────────────────────┘          └──────────┘
                       │ いいえ                 ↑
                       ↓                         │
        ┌──────────────────────┐                 │
        │腸骨稜の上から殿部を  │── 脚, 腕, 頭が自然に娩出
        │保持し, やさしく児背  │
        │を母体前方に向ける    │
        └──────────────────────┘
                       │
                       ↓
                  次頁につづく
```

図 7-12 骨盤位のアルゴリズム

前頁からつづく

↓ 脚が自然に娩出しない

- やさしく下肢を膝関節で屈曲させ，殿部を外転させる

↓ 腕が自然に娩出しない

- 腸骨稜で殿部を把持
- 一方の肩が前方（母体恥骨の下）に来るようにやさしく回転
- 指を肩の上を通して肘を下に向け，体幹の前を横切るように腕を娩出
- 180°回転
- 他の腕も繰り返す
- 児背を母体前方に向ける

↓ 頭が自然に娩出しない

- 体幹を腕で水平位に保つ
- 2本の指を腟内に入れ，新生児の頬骨に置く
- もう一方の手の示指と薬指を肩に置く
- 中指を新生児の後頭部に置く
- 娩出のために新生児の頭を屈曲させる

↓ まだ娩出しない

- マクロバーツ体位をとり，恥骨のやや頭側下腹部を押す

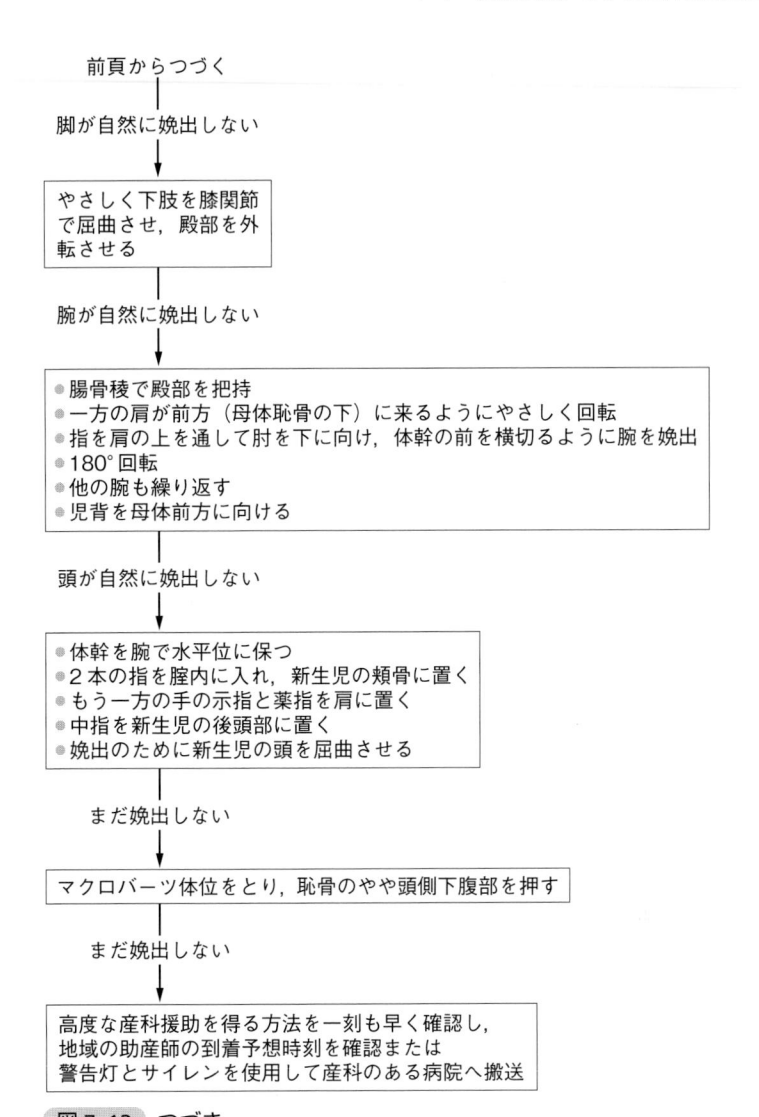

↓ まだ娩出しない

- 高度な産科援助を得る方法を一刻も早く確認し，地域の助産師の到着予想時刻を確認または警告灯とサイレンを使用して産科のある病院へ搬送

図 7-12 つづき

OP ポジション（occipitoposterior position）

a. 定　義
　これは頭位の回旋異常である．胎児は，後頭部を母親の脊椎側に向けて位置している．分娩中にほとんどは自然に回転するが，5～10％ではそれが起きない（ALSO. 2004）．そのため，これらの状態で自然に経腟分娩される場合，胎児は陰毛に顔を向けるように生まれてくる．OP になりやすい因子は知られてないが，狭骨盤は関連する因子と考えられている（Boyle. 2002）．

b. リスク因子
- 通常，お尻が膝の位置より下になるように座る人．

c. 診　断
　徴候や症状は正常な分娩や胎位と同じである．しかしながら，子宮口が全開する前に母親はいきみたい感じがするだろう．いきみがあるからといって，腟口に何も見えなければ分娩第 2 期と決めつけてはいけない．児頭は，顔が恥骨結合を超えるまでは娩出できない．それゆえ，会陰に緊張がかかり，新生児があたかも直腸を通過して生まれてくるように見える．OP の出産は，結果として広範囲の会陰裂傷や，出血コントロールや創部修復が必要となる．

d. 病院前管理
1. すべての分娩する女性と同様に扱う．出産が差し迫っているなら，搬送は行ってはいけない．
2. すべての切迫した分娩と同様に，地域の助産師と連絡を取る．
3. すべての分娩と同様に取り扱うが，広範囲に会陰裂傷が起きうることに対して備える
4. いったん分娩したら，基本にそって新生児を評価する．もし蘇生が必要なら，ガイドライン（9 章参照）に沿って行う．
5. 出産後の母体は，ガイドラインに沿って，地域の助産師が到着するまで管理する．

> **重要事項** いつも分娩第2期とみなしてはならない．OPの場合，分娩第1期でもいきみ感が強く出る可能性がある．"陰毛に顔を向ける"分娩は，結果として広範な会陰裂傷を起こす可能性がある．そのため，十分に注意して裂傷を確認する．

顔 位

a. 定 義

　この胎児先進部異常は，およそ500分娩から1,000分娩に1例程度（Johanson, et al. 2003）に起こる．児頭は過伸展され，後頭部は胎児背側に接していて，顔が先行している（ALSO. 2004）．考慮するポイントは頤または顎である．

b. リスク因子

- 巨大児
- 狭骨盤
- cystic hygromaによる頸部腫大
- 臍帯巻絡
- OPポジション

c. 診 断

　徴候や症状は正常な分娩や胎位と同じである．顔の部分が腟口から見えるが，とても紛らわしい．なぜなら，その顔が重度にむくみ，うっ血して変色しているからである．最初はそれを骨盤位と見間違える可能性がある．顔位の分娩は広い会陰裂傷を起こし，出血コントロールや創部修復が必要となることもある．

d. 病院前管理

1. すべての分娩する女性と同様に扱う．出産が差し迫っているなら，母体搬送は行ってはいけない．地域の助産師に連絡して，切迫した分娩のように対応する．
2. すべての分娩と同様に取り扱う．胎児の顔は会陰を通過して生まれるが，顔がむくんでおり，うっ血して変色した新生児だということをあ

らかじめ知っておく必要があり，母親にもそうなることを説明しておく．
3. 広範囲に会陰裂傷が起きる可能性があることに対し備えておく．
4. いったん分娩したら，基本通りに新生児を評価する．もし蘇生が必要なら，ガイドライン（9章参照）に沿って行う．顔位の新生児は舌が浮腫を起こしており，気道に問題がある場合がある．
5. 頤が前方にあるものだけが経腟分娩が可能である（頤前方顔位）．もし頤が後方にあるもの（頤後方顔位：前方より目，鼻，頤）で32週を超えていたら経腟分娩は適さないと判断し，搬送を考慮するべきである（図7-13, 14）．
6. 出産後の母体は，ガイドラインに沿って，地域の助産師が到着するまで管理する．

重要事項
頤前方顔位：顔位経腟分娩可能
頤後方顔位：経腟分娩不可能

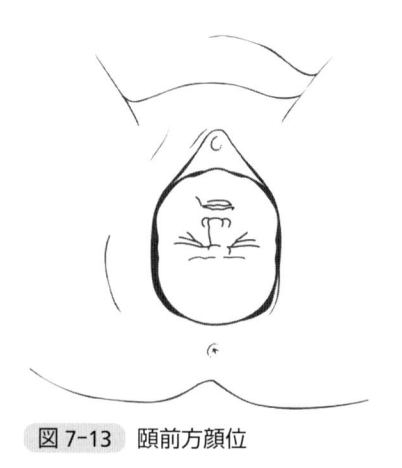

図7-13　頤前方顔位

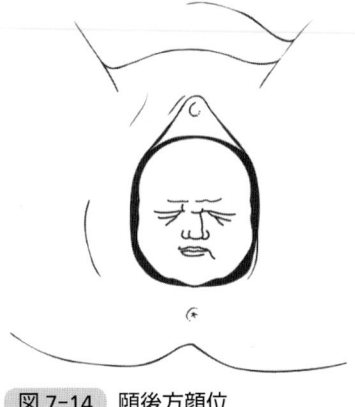

図 7-14 頤後方顔位

> **重要事項** 顔位は最初骨盤位と見間違わないように気を付ける．顔位分娩の母親は，広範囲の会陰裂傷を起こす．このことを十分に注意して裂傷を評価する．

▌額 位

a. 定 義

まれな胎児先進部異常で，およそ単胎分娩 5,000 例に 1 例程度（ALSO. 2004）で，眼窩稜と大泉門の間の胎児頭部が骨盤入口部にある．この発症原因は，顔位と同様である．額位は，顔位または頭頂位にかえることができる．

b. リスク因子
- 巨大児
- 狭骨盤
- cystic hygroma による頸部腫大
- 臍帯巻絡
- OP ポジション

c. 診 断

通常，内診で診断され，ほとんどの額位は，非常に早期産でない限り，経

腟分娩はできない．

d. 病院前管理
一般的には，分娩が進行していないなら，母体を病院へ搬送する．額位は，顔位や頭頂位に変わることもある．

■ 複合位

a. 定　義
これは，先進部の横を四肢が脱出するものである．一般的には手か足であるが，場合によっては両方のこともある．発症は，分娩のおよそ0.04〜0.14％と考えられている．

b. リスク因子
原因ははっきりしないが，下記のものがより一般的である
- 早産児
- 双胎

c. 診　断
徴候や症状は，正常分娩や正常な胎児先進部である場合と同様であるが，四肢が腟入口に見える．

d. 病院前管理
1. 他のすべてのタイプの経腟分娩と同様に取り扱う．
2. 脱出した四肢は，自然に頭と共に娩出されるか，または胎児が自然に引っ込める．もし四肢に触れたなら，やさしくすばやく払うと手を引っ込める．
3. 母親に，四肢を損傷する可能性のあることを説明する．
4. もし脱出した四肢の下降が遅れたら，脱出した四肢が，やさしく上方に持ち上がるかどうか確認する．もしできなければ，高度な産科援助を得ることができる方法を素早く探すことを考える．

■ 横位または斜位

a. 定　義
発生頻度はおよそ500分娩に1例（Johanson, et al. 2003）で，母体長軸と胎児長軸がお互い直角である．胎児の頭部または殿部は腸骨窩にあり，横

位または斜位に位置するだろう．先行部分は，しばしば肩か臍帯である．
b. リスク要因
- 子宮筋弛緩
- 前置胎盤
- 子宮奇形
- 羊水過多
- 未熟児
- 多胎
- 多産婦

c. 診　断

腹部触診で，子宮が幅広く感じ，胎児の頭や殿部が骨盤内に触れない．

d. 病院前管理
1. このような症例の多くは，急を要することはないため，遅滞なく搬送を行う．
2. 破水をしたら，可能な限り臍帯脱出がないか評価し，適切な処置を行う．
3. 24週未満の極小未熟児の分娩が差し迫っている状態なら，搬送を行ってはいけない．助産師に連絡がつけてあることを確認し，確実に経腟分娩ができるようにする．

〈中山　理〉

H 多胎妊娠

定　義

英国における双胎妊娠の頻度は80人に1人である（ALSO. 2004）．

しかし，不妊治療の増加により，双胎妊娠だけでなく，三胎や四胎も増えてきている．周産期死亡率や罹患率は，単胎妊娠に比べて多胎妊娠で高く，要因として早産や周産期合併症の頻度が増えることに由来する（Boyle.

2002).

　母体の周産期合併症，特に妊娠高血圧症候群や貧血，常位胎盤早期剥離，前置胎盤，分娩後大出血などは，多胎妊娠では比較的に多く遭遇する（Boyle. 2002; Cox and Grady. 2002）.

▎リスク因子
- 不妊治療
- 双胎妊娠の既往
- 家族歴
- 多産婦

▎診　断

　通常の妊娠初期の超音波検査により，多胎妊娠の診断は可能であり，そのような患者は，妊娠期間を通じて注意深く管理される．この情報（双胎であるということ）は，母子手帳に記載される．しかし，妊婦健診を受けていない女性では，以下の事項を認めた場合に多胎妊娠を疑う．

- 子宮が，妊娠月数に比べて明らかに大きく見える場合（本人は妊娠していないと言うかもしれないし，実際に知らないのかもしれない）.
- 触診により胎児部分を多数触知するような場合.
- 児の娩出がなされた後でも，まだ子宮が大きい場合には，双胎第2児を疑う．大きな子宮から小さな児が娩出されるような分娩では，多胎分娩を疑う根拠となる．

▎病院前管理

1. ABCDEFG 初期評価と産科的全身観察を行う．
    1.1 女性が分娩進行中であるか否かを評価し，進行中であれば分娩第何期であるのかを診断する．
    1.2 迅速に評価し，分娩が進行中であるならば，以下に示されるような今後に予想される産科合併症の早期発見に努める．
    - 双胎の早産分娩の可能性
    - 胎児先進部異常（訳注：骨盤位など）の可能性（1人もしくは双方）

- 臍帯脱出
- 分娩後大出血

以下に示されるような多胎妊娠に特有な合併症に関しても念頭におく．
- 妊娠高血圧症候群
- 常位胎盤早期剝離
- 貧血

1.3 全体的な評価により，分娩前に病院に到着できると判断した場合は，警告灯とサイレンを使用して遅滞なく母体の緊急搬送を行う．
1.4 産科分娩病棟に救急搬送の到着予定時間を連絡する．

重要事項 産科分娩病棟に到着予定時間を確実に伝える．

2. しかし，もし分娩が切迫している場合，または病院到着前に児が娩出すると判断した場合には，母体搬送を**行ってはいけない**．
    2.1 近隣の助産師に応援を要請する（訳注：日本では一般的でなく，近隣の分娩取扱施設へ連絡）．
    2.2 分娩後には3人（またはそれ以上）の患者数になると考えられることから，2台目の救急車出動要請を行う．**早産児が出生する可能性が高い**．
    2.3 分娩するための場所を確保する．さらに，2人（またはそれ以上）の児の出産に備えて，追加の臍帯結紮クリップ，毛布，蘇生器具を確保しておく．
    2.4 妊婦にとって快適な分娩体位をとれるように援助する．一般的には半座位である．
    2.5 一般的なガイダンスに従って分娩管理を行う．第1児の臍帯を結紮切断し，第2児の娩出を待機する．しかし**長時間待ってはいけない**．仮に第2児（または次児）の娩出の徴候が認められず，近隣の助産師が到着していなければ，十分な産科処置を施すための迅速な方法として，最も近くの分娩施設への母体搬送を考慮する．

2.6 もし第1児または第2児が先進部異常（例えば先進部が殿部）を認めるのであれば，ガイダンスに従って分娩管理を行う．
2.7 娩出後は，標準的な手順に従ってそれぞれの児を評価する．新生児蘇生が必要ならば，ガイドラインに従う（第9章参照）
2.8 近隣の助産師が到着するまで，分娩後の妊婦に対してはすべての経腟分娩のガイダンスに従って対処する
2.9 分娩後大出血に備える．可能な限り迅速に静脈路を確保する．
2.10 オキシトシンは，第2児（または最後の児）の娩出が済むまで，投与してはいけない．

重要事項 第2児（最後の児）が娩出するまで，オキシトシンを投与しない．疑いがある場合には，投与しない．

重要事項 早産児の娩出に備える．

重要事項 胎児先進部異常，母体・胎児の縦軸位置関係異常に注意する．

重要事項 第2児の娩出を必要以上に長く待ってはいけない．近隣の助産師が到着していないのであれば，早急に産科施設へ搬送する．

重要事項 分娩後大出血に備える．

重要事項 分娩前に診察がなされていない妊婦（妊婦健診未受診妊婦）では，多胎妊娠の可能性に注意する．

I 肩甲難産

■定　義
　適切な後方への牽引にもかかわらず児の肩甲が娩出せず，肩甲を分娩させるために特別な手技が必要とされる状態と定義される．肩甲難産は恥骨結合の後面に胎児の前在肩甲が衝突することにより自然の娩出が停止した状態と表現される．その頻度は全分娩の 0.15〜2％程度である．

■リスク因子
a．分娩前
- 巨大児
- 母体の肥満
- 糖尿病
- 予定日超過妊娠
- 高齢妊娠（41 歳以上）
- 男児
- 妊娠中の著明な母体の体重増加
- 肩甲難産の既往
- 巨大児出産の既往

b．分娩中
- 分娩第 1 期の遷延
- 分娩第 2 期の遷延
- 補助経腟分娩

> **重要事項**　肩甲難産の 50％の症例では，いずれのリスク因子も認められず，出生体重も正常範囲内の児である（ALSO. 2004）．

■診　断
　分娩第 2 期の最後で児頭が下降し，見えるが，陣痛の間では隠れる"児頭の上下運動"（head bobbing）に注意すべきである．分娩時，顎が会陰に微

妙に隠れ，頸部が見えない"タートルネックサイン"が認められるかもしれない．肩甲は軽い後方への牽引でも娩出されない．

病院前管理
1. 児の首を引っ張ったり，ねじったり，曲げたりしない．
2. 子宮底部を圧出しない．
3. 児が娩出されるまで臍帯を切断しない．

> **重要事項** 過度な児頭の牽引は，腕神経叢麻痺のリスクである．

> **重要事項** 絶対に子宮底部への圧迫は避ける．この場合，肩甲の圧迫はさらに悪化し，腕神経叢麻痺を引き起こし，まれに子宮破裂に至る．

1. 後方への優しい牽引で前在肩甲を娩出させるように試みる．
2. 2回の陣痛でも娩出されない場合には，以下の手技を試みる．
   2.1 マクロバーツ（McRoberts）手技（この体位により骨盤前後径が伸び，骨盤誘導線の角度が変化する）．
      - 母体は，枕は1つだけにして，水平な仰臥位になってもらう．
      - 膝は母体の胸に向かって持ち上げ，妊娠子宮があるので少し外側に開く．
      - 後方への優しい牽引により肩甲娩出を試みる（図7-15）．

> **重要事項** マクロバーツ（McRoberts）手技は簡単で効果的である．肩甲難産の60〜70％はこの手技のみで対処できる．

   2.2 上記の2つの手技でも児の肩甲が娩出されない場合には，恥骨結合やや頭側下腹部の圧迫手技に移行する．
      - 胎児の背中側を把握する．児の顔の向きの対側である場合が多い．
      - 胎児の背中側に立って手伝ってもらうように助手に指示する（すなわち児が左を向いていれば妊婦の右に立つ，逆も同様である）．
      - 助手には，CPRのような姿勢で，胎児の背中側より，恥骨結合の2

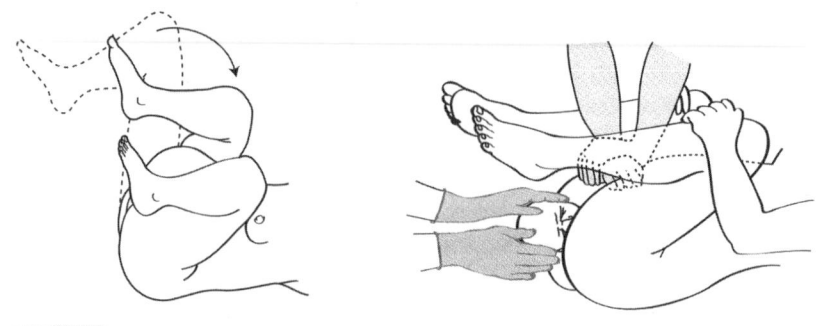

7章　妊娠後期における産科救急疾患

図 7-15 マクロバーツ手技

横指上方下腹部を手根部で圧迫するように指示する（下腹部より児の前在肩甲を圧迫）.
- 助手には，中等度の圧迫を加えるように指示する．これにより，うまくいけば前在肩甲は恥骨結合の後方に移動・回旋する．
- 助手が恥骨結合のやや頭側下腹部の圧迫を行っている間，分娩介助者は児頭を後方に優しく牽引する．

2.3 **以上の2つの手技を行っても肩甲が娩出されない場合**には，間欠的に前後に揺らしながら前在肩甲への圧迫を行ってもらうように助手に指示する．
- 恥骨結合やや頭側下腹部上を揺らしながらの圧迫の間，分娩介助者は，再度上記の2つの手技を行う（マクロバーツ手技と児頭の後方への牽引）．

重要事項　恥骨結合やや頭側下腹部上圧迫は，胎児の前在肩甲の背中側より行う．児頭の後方を確認し同一方向より圧迫を加える．

3. 2つの手技を行っても，肩甲が娩出されない場合には，妊婦に"四つん這い"姿勢になってもらうように指示する．股関節は十分に曲げ，殿部を突き出すように，頭部をできるだけ低くする（図7-16）.
- この姿勢のまま，母体の背側に位置する後在肩甲を娩出させるように，

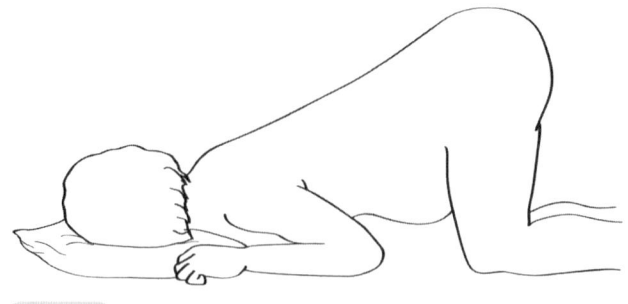

図 7-16 "四つん這い"姿勢

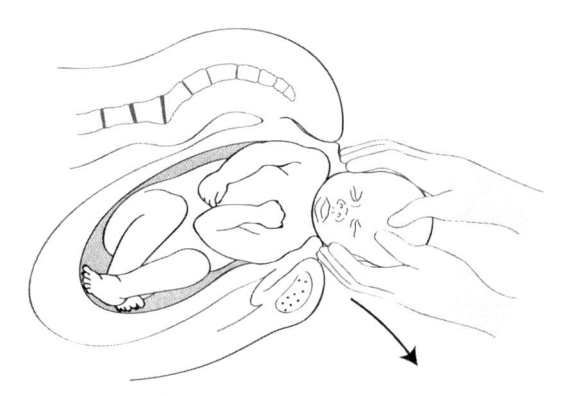

図 7-17 母体背側の肩甲（後在肩甲）の娩出（"四つん這い"姿勢）

児頭を床方向に向かって下向きに優しく牽引する（図 7-17）．

4. 2つの手技を行っても，肩甲が娩出されない場合には，それ以上遅滞なく近くの産科施設に搬送する．

 4.1 左斜め 15〜30°体位を保持して救急車に妊婦を移動させる．

 4.2 室内気での酸素飽和度（SpO_2）が 94％未満の場合は，酸素投与を行う．SpO_2 が 85％未満の場合は，リザーバー付き酸素マスクを使用する．それがなければ普通の酸素マスクを使用する．SpO_2 は 94〜98％を目標値とする．

 4.3 大口径（14G）の静脈略を 1〜2 本確保する（しかしこの処置を現

場で行うことによって搬送の遅れがあってはならない）．
4.4 産科施設へ事前連絡を行う．

J 臍帯脱出

■定　義
　臍帯脱出は，破水と関連して胎児先進部より下方に臍帯が下がってくる状態と定義される．先進部と同じ位置にあれば，臍帯脱出が隠れている状態であり，先進部より下方にきた場合に，明確な脱出といえる．破水する前に臍帯が先進部の前に位置する場合には，臍帯先進として捉えられる．明確な脱出では，臍帯は腟内に位置し外から見えることがある．

　臍帯脱出は，どのような形式でも母体と胎児の間で臍帯は間欠的に圧迫され胎児循環に障害をきたす．これに伴い，臍帯圧迫の程度と時間により，胎児低酸素，脳障害，死亡を引き起こすことになる．37週未満での明確な臍帯脱出の29％では，周産期死亡に至るが，37週以降では1％となる（Sethupathi. 2007）．幸運なことに，臍帯脱出はまれなことで，発生率は全分娩の0.25％程度である（Uygur. 2007）．

■リスク因子
- 未熟性（34週未満）/低出生体重
- 胎児先進部異常と明確な臍帯脱出の頻度
    - ・0.5％　頭位単殿位
    - ・ 5％　複殿位
    - ・15％　足位
    - ・20％　横位
- OPポジション
- 骨盤内腫瘍
- 前置胎盤
- 児頭骨盤不均衡
- 羊水過多

- 経産婦
- 児頭陥入以前の前期破水
- 過長臍帯（Pritchard and MacDonald. 1980）

診 断

十分に患者を評価することで，子宮口付近での明確な臍帯脱出は診断される．明らかな臍帯脱出は，破水の時点で診断されることが多いだろう（発見は必ず，羊水が流出して腟口を診察した時である）．しかし適切な産科病歴の聴取は，臍帯脱出のリスク評価につながるだろう．

潜在的な臍帯脱出は，胎児心拍数の変化に伴い疑われることが多い，それゆえ，入院以前で胎児心拍数モニタリングができない場合には，その診断は困難である．臍帯先進は，卵膜内に臍帯を触れることでのみ診断される．**病院前救護における産科医・助産師資格のない医療従事者においては，この診察方法は勧められない．**

病院前管理

明確な臍帯脱出は，生命を脅かす一刻を争う緊急事態であり，警告灯とサイレンを使用して迅速に病院搬送する必要がある．

1. もし分娩が切迫していなければ，最も迅速な医療介入は，臍帯の圧迫を解除するために骨盤入口部より上に胎児の先進部を拳上させる．

    1.1 患者をベッドにうつぶせで殿部をあげた胸膝位を取らせることが，病院内の管理方法として伝統的に推奨されてきた．しかし救急搬送時などの病院前救護の現場ではあまり実際的ではなく安全ではない．したがって，患者はストレッチャー上で頭部を下げ殿部を上げた骨盤高位の状態で 15〜30°の左側臥位にする（図 7-18）．搬送中に患者の安全を確保するためにもシートベルトを忘れてはいけない．

    1.2 腟内で用手的に胎児先進部を持ち上げ臍帯から離す．腟壁で圧迫することなく脱出した臍帯全体を手掌で優しく保持し，一方で示指と中指で胎児先進部を上方に押し上げるようにする．この圧迫は，病院での分娩（一般的には帝王切開）まで続けなければなら

ない.
1.3 用手的な方法に替わるものとしては，尿道カテーテルを挿入し，膀胱内を 500 mL の生食で充満させ，カテーテルをクランプする方法もある．**簡単に施行できるのであれば，救急車内に患者を移動させる前に行われるべきである．**
2. 臍帯の操作は，臍帯の攣縮を引き起こすことより胎児低酸素をきたす．臍帯を冷やし乾燥させると攣縮を引き起こすことから，病院前救護においては重要なリスク因子である．したがって，可能であれば，臍帯は腟内に還納させるべきである．臍帯が長く還納できない場合には，生食を浸したガーゼなどで被覆すべきである．
3. 警告灯とサイレンを使用して直近の産科施設に緊急搬送する．
   3.1 救急車に患者を移動させる最中も非常に危険を伴うことに注意する．例えば，ストレッチャーは患者のそばに用意されなければならない．ストレッチャーが用意できない場合でも，母体が臍帯の上に座り圧迫が増大することから，車椅子を使用すべきではない．またストレッチャーが準備でき，十分な補助が即座に行うことができるならば，患者は左に 15〜30°傾けた仰臥位とし，毛布の腰枕で腰を拳上させるように努める．**この疾患は搬送開始が遅れる**

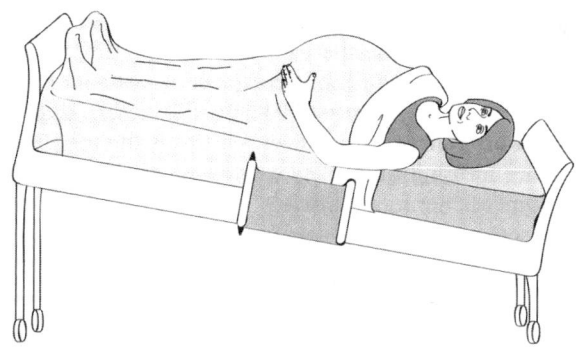

図 7-18 Trendelenburg 体位

ことがあってはならない．そのため，ストレッチャーを患者のできるだけ近くに移動した後，乗せるために患者を歩かせることも場合によっては許容される．
4. 緊急搬送到着を事前連絡すること．オンコールの産科上級医師に救急搬送の到着予定時刻を連絡する．

> **重要事項** 患者を歩かせないようにするがために，搬送開始が遅れるようなことがあってはならない．例えば，補助してくれる人員確保のため，次の救急車を待つようなことがあってはならない．

> **重要事項** 分娩が非常に切迫している場合には，患者に怒責をかけるようにし，できるだけ迅速に児を娩出させる．児には蘇生が必要となる可能性があるので，適切な援助を求めることを忘れてはいけない．

K 臍帯破裂

■定 義
臍帯破裂は，臍帯の断裂と定義される．この結果，重症の出血と出血性ショック，さらには胎児・新生児の全身虚脱を引き起こす．

■リスク因子
- 過短臍帯
- 介助のない急な分娩（分娩後に臍帯で児が宙づりになっているような状態）
- 早産児（非常に脆弱な臍帯）

■診 断
臍帯の断裂は，児娩出後に臍帯のクランプ部分と臍帯基部との間で認められたならば，新生児の状態が悪化することによって，または明らかな出血に

よって認識されるかもしれない．

▍病院前管理

この疾患は生命を脅かす一刻を争う緊急事態である．新生児からの出血はたとえ少量であっても，全身の循環血液量に対しては多量となることを忘れてはいけない．

1. 断裂部分を，直接に圧迫するよう試みる（滅菌綿球を介した方が好ましい）．
2. 可能であれば（断裂部分が児の腹壁にあまり近くなれければ），臍帯クランプを断裂部分より近位部分に移動させる．
3. 新生児初期評価に従って並行して評価する．
   3.1 必要に応じて児の気道を確保する．
   3.2 酸素飽和度（SpO_2）が94％未満の場合は，酸素投与を行う．SpO_2が85％未満の場合は，リザーバー付き酸素マスクを使用する．それがなければ普通の酸素マスクを使用する．SpO_2は94〜98％を目標値とする．
   3.3 心拍数が60を下回るようなら胸骨圧迫をはじめる．
4. 評価に基づいて，生食10 mL/kgの投与を考慮する（必要に応じて繰り返す）．これは，骨髄穿刺針，静脈留置針，臍帯静脈ルートを通じて投与できる．
5. 近隣の搬送受け入れ病院に，警告灯とサイレンを使用して迅速に搬送をする．
6. 受け入れ病院に事前連絡を行う．

L 他の臍帯疾患

▍定 義

過短臍帯は40 cm未満の臍帯と定義される．しかし，過短臍帯には，以下の2つがある

・絶対的過短臍帯——いわゆる全長が短いもの．

- 相対的過短臍帯—正常の長さを有するが，単または複数回の児の頸部巻絡の結果，短くなっているもの．

臍帯の典型的な長さは 55 cm 以上であり，それより短い場合には臍帯には張力がかかることとなる．分娩時には，児頭の下降に伴い，ときに胎児機能不全に至ることがある．過短臍帯では，断裂し結果として生命を脅かすような出血をきたす危険性が増える．さらに胎盤は早期に剥離され，母体出血により母児双方に出血性ショックをきたすこともある．

▌リスク因子

- 特にリスク因子はない

▌診　断

絶対的過短臍帯は，分娩後にのみ診断しうる．相対的過短臍帯（臍帯巻絡）は児頭娩出時に認められる．

▌相対的過短臍帯の病院前管理

これは，母児双方にとり生命を脅かす緊急疾患であることを忘れてはいけない．

多くは臍帯巻絡のループを通り抜けるように児が娩出される．それが不可能ならば，会陰の方向に児頭を移動させ巻絡を解除する，または臍帯を 2 カ所クランプし，その間を切断する．

> **重要事項**　臍帯を 2 カ所クランプしてその間をを切断する．

胎盤の早期剥離が起こることを忘れないこと．（ABCDEFG 初期評価のガイドラインを用いて）潜在性のまたは顕在性の出血や出血性ショックが母体に発生していないか十分に評価する．しかし，このような状態は非常にまれである．

分娩中または分娩後に臍帯が断裂した場合には，迅速に断裂部分を直接圧迫する．さらに迅速なクランプと臍帯の切断を試みる．これは十分に注意して行い断裂部分の近位側を母児ともにクランプする．分娩中で臍帯の全体像が見えないところで行うのは非常に困難であるが，できない場合には多量出血をきたす．

臍帯がすでに断裂している場合には，評価法に従い児を評価する．出血または出血性ショックが認められるならば，出血部位を直接圧迫または臍帯クランプにより止血をはかる．気道を確保し，必要なら人工換気し，心拍数60回/分未満ならば胸骨圧迫を行い（第9章参照），生食10 mL/kgを10〜20秒で投与する（必要時繰り返す）．

重要事項　臍帯頸部巻絡の場合にルーチンで臍帯クランプと切断を行うことは避けなければならない．分娩が遅延した場合，臍帯は児への酸素化血の供給源である．また多くの児はループを通り抜けて娩出される．

重要事項　破裂または断裂した臍帯を処理するため，児頭が会陰にある間に臍帯を切断しようとする場合には，危機的な出血を回避するために，切断する前に破裂または断裂部の<u>母体側と児側の両側</u>の臍帯を確実にクランプするよう，十分に注意する．

M 羊水塞栓

定　義

　羊水塞栓は，羊水が胎盤を介して母体循環中に流入することによると定義されている．2003〜2005年の間で，17例の症例が報告された．そのうち双胎1例を含む10例で児は生存したが，3例は母体がショックになる以前に児が娩出されていた．羊水塞栓が疑われた症例全体の死亡率は，26〜61%程度であった（CEMACH. 2007c）．

リスク因子

- 分娩誘発
- 羊水穿刺
- 胎盤早期剥離と胎盤の外傷
- 帝王切開術中と分娩後30分以内（CEMACH. 2007c）

■ 診　断

　典型的な臨床経過は，比較的に高齢の経産婦が分娩中の後半で突然の循環虚脱をきたしたような場合である．

　臨床診断は，以下の3徴に基づく．①呼吸困難やチアノーゼや呼吸停止（最初に呼吸器症状が出ることは少ないが）などの急性の低酸素血症，②急性の左心不全によって発症する突然の低血圧または心停止，③凝固障害（出血によりその後にDICに移行する）．ときには，その症状は，モニターには現れない症状かもしれない，すなわち，死にいたるような感覚，不安感，精神状態の変化であったり，また呼吸停止感覚であったりというような前駆兆候が循環虚脱の30分前までに起きるかもしれない．

訳注：臨床的羊水塞栓症の診断基準
①妊娠中または分娩後12時間以内に発症した場合
②下記に示した症状・疾患（1つまたはそれ以上でも可）に対して集中的な医学治療が行われた場合
　　a）心停止，b）分娩後2時間以内の原因不明の大量出血1500 mL以上，
　　c）播種性血管内凝固症候群，d）呼吸不全
③観察された所見や症状が他の疾患で説明できない場合

> **重要事項**　分娩進行中の患者で，低血圧や循環器症状を呈し，他の疾患の症状がなく突然に循環虚脱をきたした場合には，羊水塞栓を疑う．

■ 病院前管理

　本疾患は一刻を争う緊急事態なので警告灯とサイレンを使用して可能な限り早く病院へ搬送する必要がある．

　産科的初期評価を行うとともに産科既往歴の把握に努める．
1. 子宮による下大静脈圧迫に伴い胎児循環がさらに悪化することを避ける目的で，母体を左斜め15〜30°体位に保持する．
2. 患者の状態に応じて，気道を確保する．状態が悪化した患者では，胃

内容物逆流や誤嚥の危険性があるので，早期の気管挿管も考慮する．
3. 酸素飽和度（SpO_2）が94％未満の場合は，酸素投与を行う．SpO_2が85％未満の場合は，リザーバー付き酸素マスクを使用する．それがなければ普通の酸素マスクを使用する．SpO_2は94〜98％を目標値とする．必要に応じて補助換気も考慮する．
4. 産科病棟，輸血，ICU，緊急対応可能な手術室を有する病院へ遅滞なく搬送する．
5. オンコールの産科上級医に救急搬送の到着予定時間を報告する．
6. 大口径（14 G）の留置針で2本の静脈路を確保する（しかしこの処置を現場で行うことによって搬送の遅れがあってはならない）．もし静脈路の確保が困難であれば，骨髄路確保を考慮する．
7. 収縮期血圧は100 mmHgを維持するように250 mLずつ輸液を開始する．収縮期圧が100 mmHg以上になるようなら，以下のような他の多量出血を示唆する所見がない限り，止血している凝血塊がはがれないように輸液を制限し再出血の危険性を減らす．
    ・500 mL以上の出血
    ・意識障害
    ・脈拍異常
8. 患者が疼痛を訴えているようなら鎮痛薬を投与する．血圧低下が認められる場合は，モルヒネは慎重に使用する．
9. 患者が麻酔および手術を施行される可能性がある場合は絶飲食とする（図7-19参照）．

7章 妊娠後期における産科救急疾患

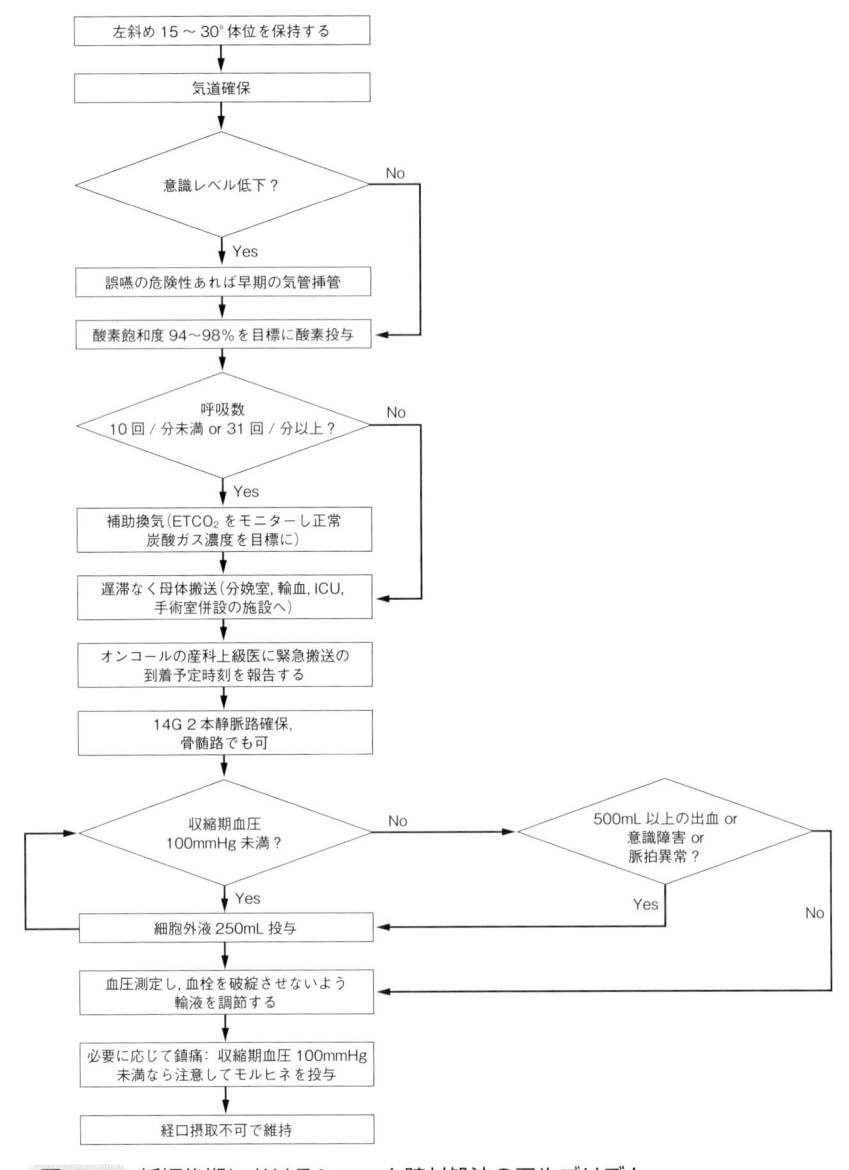

```
         ┌─────────────────────────┐
         │ 左斜め15〜30°体位を保持する │
         └─────────────┬───────────┘
                       ▼
         ┌─────────────────────────┐
         │        気道確保          │
         └─────────────┬───────────┘
                       ▼
                   ◇意識レベル低下?◇ ──No──┐
                       │Yes              │
                       ▼                 │
         ┌─────────────────────────┐     │
         │ 誤嚥の危険性あれば早期の気管挿管 │     │
         └─────────────┬───────────┘     │
                       ▼                 │
         ┌─────────────────────────┐     │
         │ 酸素飽和度94〜98%を目標に酸素投与 │◀────┘
         └─────────────┬───────────┘
                       ▼
               ◇呼吸数10回/分未満 or 31回/分以上?◇ ──No──┐
                       │Yes                          │
                       ▼                             │
         ┌─────────────────────────┐                 │
         │ 補助換気(ETCO₂をモニターし正常│                 │
         │   炭酸ガス濃度を目標に)     │                 │
         └─────────────┬───────────┘                 │
                       ▼                             │
         ┌─────────────────────────┐                 │
         │ 遅滞なく母体搬送(分娩室,輸血,ICU,│◀───────────────┘
         │   手術室併設の施設へ)      │
         └─────────────┬───────────┘
                       ▼
         ┌─────────────────────────┐
         │ オンコールの産科上級医に緊急搬送の │
         │   到着予定時刻を報告する    │
         └─────────────┬───────────┘
                       ▼
         ┌─────────────────────────┐
         │ 14G 2本静脈路確保,骨髄路でも可 │
         └─────────────┬───────────┘
                       ▼
              ◇収縮期血圧100mmHg未満?◇ ──No──▶ ◇500mL以上の出血 or
                       │Yes                      意識障害 or
                       ▼                         脈拍異常?◇ ──No──┐
         ┌─────────────────────────┐                │Yes           │
    ┌───▶│     細胞外液250mL投与     │◀──────────────┘              │
    │    └─────────────┬───────────┘                               │
    │                  ▼                                           │
    │    ┌─────────────────────────┐                               │
    │    │ 血圧測定し,血栓を破綻させないよう│                               │
    │    │   輸液を調節する         │                               │
    │    └─────────────┬───────────┘                               │
    │                  ▼                                           │
    │    ┌─────────────────────────┐                               │
    │    │ 必要に応じて鎮痛:収縮期血圧100mmHg│                               │
    │    │ 未満なら注意してモルヒネを投与 │                               │
    │    └─────────────┬───────────┘                               │
    │                  ▼                                           │
    │    ┌─────────────────────────┐                               │
    └────│     経口摂取不可で維持    │                               │
         └─────────────────────────┘                               │
```

図 7-19 妊娠後期におけるショック時対処法のアルゴリズム

キーポイントのまとめ

妊娠高血圧症候群と関連疾患の場合:
- 妊娠高血圧腎症の初期では,ほとんど無症状である.
- 重症の妊娠高血圧腎症では,頭痛,視覚異常,上腹部痛(右)を認めることがある.
- 肺水腫の危険性があり,妊娠高血圧腎症では静脈補液は制限されるべきである.
- 痙攣発作は大発作と同様に扱うこと,すなわち,回復体位(左側臥位)で気道確保に努めること.
- 妊娠高血圧腎症の 1/3 は分娩後に発症する.多くは分娩後 6〜12 時間であるが,分娩数日後に発生することもまれではあるが認められる.類似の症状が認められた場合には,鑑別疾患として念頭におくべきである.
- エルゴメトリンのような薬剤は,危険な高血圧を誘発することからも避けるべきである.

早産の場合:
- 早産は,新生児死亡や罹患の有意な予後予測因子である.
- 胎児先進部異常や臍帯脱出は早産でよく遭遇する.
- 早産は,すぐに分娩となることから,救急車内での分娩とならないよう十分に注意が必要である.
- 早産の場合,すぐに搬送せずに,助産師や次の救急車の応援を要請することも考慮する.
- 早産新生児では,低体温が特に重要なリスク因子である.

24 週以降の性器出血,前置胎盤,常位胎盤早期剝離の場合:
- 24 週以降の性器出血では,外出血が少量でも多量の内出血(剝離出血)を発症していることがある.
- 母体血液の 30%までの出血では,血圧の低下や頻脈を認めることはない.
- 産科救急疾患の本質ではあるが,妊婦を左斜め 15〜30°の体位にすることを忘れてはいけない.
- 外出血が少量である割にショック症状をきたすような場合や,有痛性の持続収縮子宮を認めるような場合には,必ず常位胎盤早期剝離を疑うこと.

臍帯脱出その他の場合:
- 臍帯が頸部に巻絡している場合に，ルーチンに切断クランプすることは避けるべきである．
- 臍帯断裂は胎児・新生児の循環虚脱を引き起こすため，迅速な対応が求められる．
- 臍帯脱出の際には，遅滞なく産科病院へ母体搬送しなければならない．患者を移動させるために要請した応援を待っていてはならない．

羊水塞栓の場合:
- 分娩後期で，他の疾患症状を認めないのに，低酸素血症や循環症状を伴う突然の循環虚脱をきたした場合には，羊水塞栓を疑う．

〈小川正樹〉

第8章 分娩後の緊急疾患

目標

この章を読むことによって，医療従事者は以下の疾患の病院前管理について，定義，同定し，説明できることを目標とする．
- 産道損傷
- 分娩後大出血
- 子宮内反症
- 二次性分娩後大出血

A 産道損傷

定義

a. 会陰裂傷

会陰裂傷は以下のように定義される（日本の定義に変更してある）．
- 第1度裂傷：会陰皮膚のみ，腟壁粘膜表面のみに限局し，筋層には達しない裂傷．例えば，腟壁だけの裂傷．出血が極少量であれば縫合は不要である．
- 第2度裂傷：球海綿体筋や浅会陰横筋などの会陰筋層に及ぶが，外肛門括約筋には達しない裂傷．例えば，裂傷が会陰筋層に及び腟壁も同様に裂傷を伴う裂傷．一般的に縫合を必要とするが，助産師により産婦の自宅で施行可能である（訳注：日本では助産師による会陰縫合は認められていない）．

- 第3度裂傷：外肛門括約筋や直腸中隔に達する裂傷．病院での縫合修復が必要である．
- 第4度裂傷：第3度裂傷に加え，肛門粘膜や直腸粘膜の損傷を伴う裂傷．病院での縫合修復が必要である．
- その他の裂傷：陰唇部の裂傷や擦過傷はよくみられる．出血がなければ特に縫合の必要はない．

b. 頸管裂傷
- 頸管が十分に開大しない状態で，胎児（児頭）が通過することにより頸管に裂傷が生じる．
- 他の裂傷と関係していることがある．
- 早産骨盤位分娩において出生児の児頭が頸管に引っかかった場合には，産科医が意図的に児娩出のために頸管を切開することがある．

c. 子宮損傷
- 通常，帝王切開術や子宮筋腫核出術のような子宮に対する手術を行った既往と関連がある．
- 出産後に性器出血が持続し，ショックを伴うことがある．

d. 産道血腫
- 会陰部：会陰静脈瘤の破裂や会陰裂傷もしくは破裂した外陰部静脈瘤と関連し，正常分娩や一見異常が見られない会陰であっても起こることがある．明らかな痛みを伴った腫脹が会陰の片側にみられる．激しい殿部の痛みを伴って発症することがある．
- 腟：血液がどちらか一方の腟粘膜下または広間膜の結合組織間に貯留することがある．痛みと外出血はある場合もない場合もある．ここは数リットルの血液が貯留する可能性のある場所である．一般的には会陰の診察ではなにも視認されないにもかかわらず，最終的にはショックを呈する．
- 子宮広間膜：外出血量で予測されるより重症のショックになる．

> **重要事項** 血腫症例における隠れた出血量は，見えている出血より有意に多いことがよくある．
> →重篤なショックの管理の準備をする．

▍リスク因子

分娩後大出血（postpartum haemorrhage: PPH）はすべての出産で起きる可能性があるが，以下のようなものではとくにリスクがある．
- 巨大児
- 補助経腟分娩（吸引分娩，鉗子分娩）
- 肩甲難産

▍診　断
- 裂傷は外陰部から簡単に診察できるか？
- 子宮収縮が良好であるにもかかわらず，出血が続いているか？
- 殿部の痛みがあるか？
- 隠れた出血がある可能性があるか？

▍病院前管理

1. 承諾を得て，外陰部を診察（視診）する．
2. ショックであれば，標準的なショック管理を開始して，すべての原因を考慮する．
3. 状態が安定している場合には，会陰部の検索を続ける．
   3.1 手袋をつけて，きちんとした視診ができるように，そっと優しく陰唇を拡げる．
   3.2 散在する出血点があれば，外科用パッドで圧迫する．出血が抑えられれば助産師の到着を待つ．
   3.3 まれに，出血点や創部を直接圧迫しても出血が抑えられないことがある．このような状況では止血ドレッシング剤の使用を考慮する．止血剤を含んだパッドもしくはリボン状ガーゼを創部に当てる．注意）創部が見えないときには止血剤を使用すべきではない．
   3.4 出血していない小さな裂傷の場合には，助産師の到着を待つ．

> **重要事項** ショックもしくはコントロールできない出血の場合には，PPH の治療をしつつ，警告灯とサイレンを使用してただちに病院へ搬送する．

> **重要事項** 止血剤は直視可能な創部を直接圧迫しても止血困難であった場合にのみ使用する．

> **重要事項** 発熱反応のある止血剤は使用すべきではない（訳注：ゼオライトなどの粉状の止血剤で血液や水分に触れると発熱し，患部に熱傷を生じることがある）．

B 一次性分娩後大出血

■定　義

「一次性分娩後大出血」は，分娩後 24 時間の出血量が 500 mL 以上と定義され，全分娩の 3〜5％でに生じる．「多量の分娩後大出血」は臨床的にはさらに重要であり，生命が脅かされる．多量，という言葉の妥当な定義として「分娩後 3 時間以内に循環血漿量の 50％の消失」が 1 つあげられる．さほど急激ではなくても，時間当たり 150 mL 以上の出血は予期せぬ母体の循環虚脱を起こす．もう 1 つの定義は循環動態の不安定を引き起こす出血である．もっとも最近の CEMACH では，出血に関連した死亡が 2003〜2005 年の間に 14 例あった，と報告している（CEMACH. 2007C）．この数は直接的妊娠関連死亡の 1/10 にあたる．

■リスク因子
- 分娩前出血もしくは分娩後大出血の既往
- 遷延分娩
- さまざまな子宮増大：多胎妊娠，羊水過多，大きな児
- 高齢妊娠（41 歳以上）
- 肥満

- 経産婦（特に5経産以上）
- 絨毛膜羊膜炎（子宮内感染）
- 子宮筋腫
- 部分胎盤剥離

「4つのT」は一次性PPHの一般的な原因を思い起こさせる簡単な手法である（ALSO. 2004）.
- Tone（子宮収縮不良）　70%
- Trauma（産道損傷）　　20%
- Tissue（組織遺残）　　10%
- Thrombin（凝固異常）　 1%

最も頻度が高い原因は子宮収縮不良（Tone）である．産道損傷（Trauma）は会陰裂傷，腟壁裂傷，頸管裂傷などの様々な部位の産道の損傷，さらに子宮瘢痕（最も頻度が高いのは帝王切開既往）のある症例の陣痛時には，子宮破裂が考慮されなければならない．組織遺残（Tissue）とは，胎盤の一部もしくは全部が遺残することである．凝固異常（Thrombin）はDIC発症により生じる．血液凝固機序が破綻しており，静脈穿刺部からの出血や採取した血液が凝固しないことが徴候である．

■ 診　断

出血量は正確に推定することが難しく，目に見える出血からでは出血量を過小評価する傾向がある．よい経験則として，血液喪失を推定し，その推定量を2倍にするという方法がある．母体の生理学的変化として妊娠中に循環血液量が著明に増加する．このため，妊娠中は循環虚脱が差し迫るまで徴候が表れにくいということになる．つまり，出血が持続している状態であっても，循環血漿量の50%が喪失するまで心拍数と血圧は変化しない可能性がある．このことにより突然予期せぬ重篤な循環虚脱やショックを起こす可能性がある．であるから予想以上の出血量になった場合には14Gで2本の静脈路の確保が推奨される．

ほとんどのPPH症例では出血は外出血であり，視認できるが，ときに明らかな出血がないにもかかわらず循環血液量減少性ショックが起きる．この

ような症例では，隠れた部位〔腟壁周囲（組織間に2L以上の血液を貯留する）や腹腔内（子宮破裂）〕での出血を考慮すべきである．

> **重要事項**
> 母体出血では，母体循環虚脱は心拍数増加のような予兆が先行しないことがある．搬送時には大口径（14 G）2本の静脈路確保の準備をする．

> **重要事項**
> すべての重症のPPHで出血が視認できるわけではない．分娩直後にショックとなった症例では，腟壁周囲の血腫，子宮瘢痕破裂，広間膜内血腫のような隠れた出血を考慮する必要がある．

病院前管理

1. 十分なABC評価を行う―11章に述べるようなショック管理をする．
2. 観察可能な出血量を推定する（そしてそれを2倍して推定出血量とする）．
3. PPHの原因を考える（4つのT）―最も多い原因は子宮収縮不良である．
4. 子宮底を触って確認する―ふつうは臍周囲で「かちかちで，硬く引き締って」触れる．
5. もし子宮が「やわらかく，ふにゃふにゃしている」ように触れたら，手で子宮底をつまみあげるようにはさみ子宮収縮を促す（Box 8.1，図8-1参照）．
6. もし出血が止まらなければ，子宮収縮剤を追加投与する〔例えばシントメトリン（オキシトシンとエルゴメトリンの合剤）1 mL筋肉内注射もしくはミソプロストール800μg経直腸投与〕（訳注：両薬剤とも本邦では未承認薬である）．
7. 患者（母）の許可を得て，外陰部・会陰を診察し，明らかな裂傷，出血の有無を確認する．止血するために局所の圧迫を行う．
8. 可能なら，膀胱を空にすると子宮収縮が改善するので，膀胱内カテーテルの留置を考慮する．

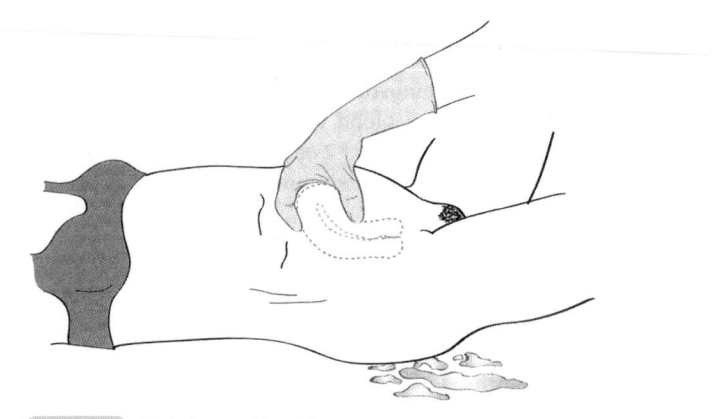

図 8-1 子宮底マッサージ
手で子宮底をつまみ上げてマッサージすることで子宮収縮を促す．

9. 子宮収縮が不良で，出血量が増加するようであれば，子宮双手圧迫を行う（Box 8.2，図 8-2 参照）．これが必要となることはまれではあるが，救命の手技である．
10. 出血が持続していれば，人員の揃った産科施設へ，警告灯とサイレンを使用して迅速に搬送する．
11. 病院搬送中に患者状態について事前報告をする．
12. 産科医と助産師に救急搬送の到着予定時刻を報告する．

Box 8.1　子宮収縮を促すための子宮触診マッサージの方法

1. この処置が不快かもしれないことを患者に説明する．
2. 腹壁上から子宮底をしっかりと手で握る．
3. 子宮収縮を増強するために，子宮のやさしい「マッサージ」と「しぼり」をする．
4. 処置中に凝血塊が腟から出てくることがある．
5. これが効果的であれば，出血は減少し，子宮は触診で硬くなり，大きさも小さくなる．
6. 数分間はこの処置を続ける必要がある．
7. 子宮が柔らかいままで，出血が持続する場合は，子宮収縮剤を投与する．

> **Box 8.2　子宮双手圧迫の方法**
>
> 1. この処置は出血がきわめて有害となった場合のみ必要となる．この処置はあくまでも病院への救急搬送中出血をコントロールするためであることを念頭におく．
> 2. この処置はきわめて不快であるが，救命処置であることを患者に説明する．
> 3. 滅菌手袋を使用する．
> 4. まず，2本の指を腔内に挿入する．それから手全体を注意深く挿入し，手の甲を下にするように握り拳を作る．
> 5. もう一方の手で子宮底をつかみ，前方から骨盤のほうへ子宮を優しく折りたたむようにする．
> 6. 両手で子宮体部の圧迫を調整する（図 8-2）．

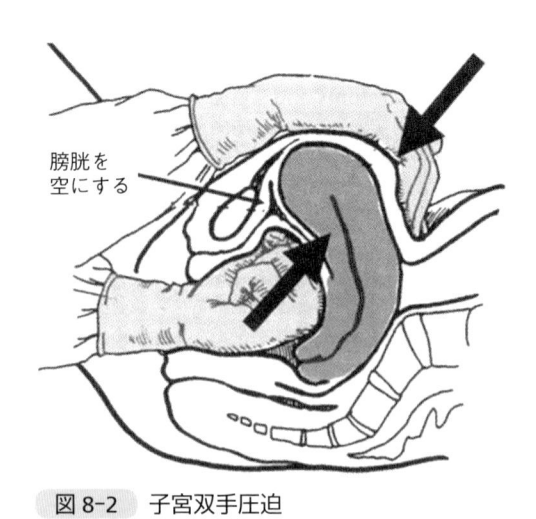

図 8-2　子宮双手圧迫

C 子宮内反症

■ 定　義

子宮底部の反転は分娩後ただちに起こる．

子宮内反症は，以下の2つに分類される．

- 部分内反症：子宮底部は反転しているが，子宮体部は子宮内に残っている．
- 完全内反症：反転した子宮底部が頸管から外に出ており，重症例では腟の外に見えている．

病院前で明らかに診断される内反症は高度な状態のみであろう．これは 2,000～6,400 分娩に 1 例とまれな合併症である．最も多い原因は胎盤娩出時に反対の手で子宮体部を補助することのない臍帯の牽引である．時折，誘因なく，特に母体が胎盤娩出時に強くいきんだときに自然に発症することがある．

> **重要事項** 非産科医療従事者が臍帯牽引することは子宮内反症のリスクがあるので推奨されない．

リスク因子

- 短い臍帯
- 子宮奇形（例えば，子宮中隔，双角子宮，先天的脆弱？—いずれもまれである）

診　断

早期に診断することが，母体の合併症を最小限にするために重要である．以下の症状と徴候に注意する．

- 分娩第 3 期（胎盤娩出中）の激しい下腹部痛．
- 腟入口部の硬い，膨隆した腫瘤（胎盤が付着している場合も，していない場合もある）．
- 腹部を触診する．分娩（胎盤娩出）直後では，子宮底は臍部の近くに触れるはずであるが，子宮内反症では子宮底を触れることができない．
- 出血量に見合わないショック（神経原性ショック）．
- 母体徐脈を伴ったショック（卵管や卵巣の牽引による過度の迷走神経反射による）．

> **重要事項** 外出血量に相当しない深刻なショックで，特に母体徐脈がある場合には子宮内反症を考慮する．

病院前管理

1. ショックに対して積極的な蘇生を始める．
2. 室内気での酸素飽和度（SpO_2）が94％未満の場合は，酸素投与を行う．SpO_2 が85％未満の場合はリザーバー付き酸素マスクを使用する．それがなければ普通の酸素マスクを使用する．SpO_2 は94〜98％を目標値とする．
3. 腟口もしくはその外側に膨隆した腫瘤が見えた場合には，内反した子宮をただちに腟内に還納すべきである．この簡単な手法でショックが改善することがある（Box 8.3参照）．
4. もし徐脈が継続している場合には，静脈路を確保してアトロピン（0.5 mgから最大3 mg）を投与する．
5. 迅速な転院搬送の準備をする．
6. 転院にあたり，大口径（14G）の2本の静脈路を確保する．
7. 病院搬送中に患者状態について事前報告する．
8. 産科医と助産師に救急搬送の到着予定時刻を報告する．

a. 病院前における子宮還納の初期処置

搬送前に腟内に子宮を還納することが試みられる．これによりショックが回復するか，もしくは予防する．

Box 8.3　子宮内反症の迅速な管理としての簡単な手法

1. 子宮を腟の中に戻すことと，そのとき不快な感じがするかもしれないことを患者に説明する．
2. 仰臥位で足を開いてもらうように患者に頼む．そうすると，子宮の処置が容易になる．
3. 滅菌手袋を装着する．
4. 胎盤が付着していても，決してはがしてはいけない．

5. 子宮（剥離していなければ胎盤も一緒に）を腟内に戻し，内反子宮の整復術を試みる．腟口に一番近いところにある子宮の部分を優しく押し込むことから始め，徐々に腟の中に戻していく．子宮が中に入っていったら，手を外にずらして残りの子宮に取り掛かり，徐々に押し込んでいく．
6. 子宮が腟内に入ったら，患者はまっすぐな仰臥位にする．腹圧をかけないようにして，子宮が外に出てくるリスクを下げる．
7. 搬送時はストレッチャーで仰臥位とし，搬送中はこのポジションを維持する．
8. 子宮が腟内に戻ったあとに患者が仰臥位を保持できない場合は，まず救急車に搬送し，車内で戻すことを試みるほうがよい．
9. 子宮を腟内に戻すことができない，もしくは再度脱出して，ショックと徐脈がある場合には，アトロピン 500μg ボーラス投与して管理をすることを覚えておくこと．

子宮を戻している間は，もう一方の手をお腹の上においておくこと．

b. 追加情報

病院での急性子宮内反症の産科的管理は前述した方法が最初に行われる．成功しなかった場合には患者を手術室へ搬送し麻酔をかける．以下のオプションを試みる．

1. 全身麻酔下に内反子宮の整復術を試みる．子宮が腟内に入ったら産科

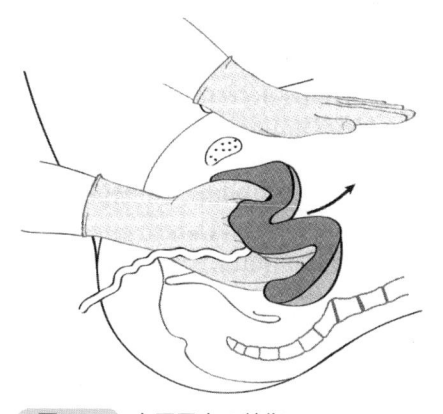

図 8-3　内反子宮の整復

医は子宮底部に"くぼみ"を作って徐々に押し込んでいき子宮を反転（ひっくり返す）することを試みる．
2. もし成功しなければ"水圧"整復術が通常奏効する．産科医が径の太いチューブを持って手を腟内に入れる．もう一方の手で腟口をふさいで数リットルの水を腟内に入れていく．腟は風船のように膨らみ，子宮は徐々に整復される．
3. まれに，開腹手術による子宮整復術が必要になる．

D 二次性分娩後大出血

▌定　義
分娩後 24 時間以降に出現する出血．多くは分娩後 5～10 日目に発症する．

▌リスク因子
- 感染
- 胎盤組織遺残

▌診　断
- 分娩後に一時的に停止，もしくは減少した出血が，その後増加する．
- 出血が高度（多量）である．
- 激しい腹痛，ときに腹部全体に及び，背部痛を呈する場合もある．
- 発熱/全身倦怠感がある．
- 血液喪失は不快になるかもしれない．

▌病院前管理
- 分娩経過のサマリーを手に入れ，ショックガイドラインにそって治療する．
- 出てきた組織はすべてとっておき，病院へ持参する．

> **重要事項**　出血量を推定することは困難である．認められた出血量を 2 倍する—この方法により出血量を過小評価しにくくなる．

E 産褥感染（産褥敗血症）

▌定　義
　分娩後 4～6 週以内に起こる感染症で，ふつうは上部生殖器に起こる．手術時に予防的抗菌薬投与を受けたにもかかわらず，帝王切開を受けた女性の 10％ が産褥感染症となる．敗血症でなくなった 18 人のうち 5 人は産褥期である．敗血症は直接産科死亡原因の第 2 位である．

▌リスク因子
- 感染：尿路感染症のような妊娠中によくあるもの
- 侵襲的処置：帝王切開術や機械分娩（補助経腟分娩）
- 不全流産
- 破水後，分娩に長時間要したもの
- 絨毛羊膜炎
- 遷延分娩
- 感染した血腫
- 綿球の遺残

▌診　断
内因性・外因性原因による微生物の感染
化学的物質の分泌は
- エンドトキシン（内毒素）はグラム陰性細菌，特に大腸菌が自然に分泌，もしくは抗菌薬により破壊されるときに放出される．
- エクソトキシン（外毒素）はグラム陽性細菌，典型的には連鎖球菌と B 群ベータ溶血性連鎖球菌による．

主な感染源
- 子宮内膜炎
  ・子宮の内側（内膜）の感染
  ・多くは発熱や全身倦怠感がある．
  ・悪露が不快で，しばしば多量である．

- PPH を合併することがある．
- 感染源は遺残胎盤組織であるかもしれないが，胎盤が残っていることは少ない．
- 膿瘍を形成することはまれである．

● 尿路感染
- 最も一般的な感染の 1 つである．
- 頻尿と排尿困難がある．
- 腰部痛は腎盂腎炎を疑わせる．
- 弛張熱，発汗，発熱と全身倦怠感がある．
- 嘔気，嘔吐を伴うことがある．

● 創部感染
- 創部が発赤，熱感，腫脹してくる．
- 血腫が形成された創部の上下周囲が硬く触れることがある．
- 創部は少し離解してドレナージのために膿が出てくることがある．
- 創部に痛みが生じることがある．
- 発熱（弛張熱）があり，全身倦怠感がある．

● 会陰部
- 創部は感染しており，以下のような原因が考えられる．
- 創部離開
- 不快な悪露
- 発熱

● その他の感染症
- 胸部
- ウイルス性：例えば，はしかやその他の小児の疾患

病院前管理

1. ABCDE の評価と治療をする．11 章のショックのガイドラインに従い治療をする．
2. 腹壁が離開している場合：湿潤清潔被覆材にて傷を覆い，直ちに病院へ搬送する．

3. その他の創部の多くは，乾燥被覆を行う．
   ・病院へ搬送することよりも病院前での評価や治療を考慮する．
4. 感染の治療は抗菌薬による．経口投与か，静脈投与かは状況による．**経口投与の場合には地域の GP や助産師に依頼し管理する．**
5. 迅速な創部修復はふつう再離開することはない．
6. 創部が壊死のように見える場合や皮膚の表面に気泡がある場合には，ガス壊疽や壊死が疑われる．評価するために病院へ搬送する．

> **重要事項** MRSA の病歴をチェックし，もしあれば入院した病院へ報告する．

> **重要事項** ほとんどのケースで再入院は必要なく，単純な感染は助産師と GP で管理可能である．

> **重要事項** 深部静脈血栓症（DVT）は病原巣不明で，他に症状がない発熱で発見される．

表 8-1　臨床所見

感染	敗血症
体温 37.5〜38.0℃	体温：低体温症/高体温症
白血球数増多	白血球数：減少/増多
感染部位特定	頻脈
疼痛	頻呼吸
子宮圧痛	低灌流
悪臭帯下	乏尿
尿路症状	血液培養陽性
悪寒	

F 敗血症

■ 定義と診断
臨床所見の要点については表 8-1 を参照．

■ 病院前管理
11 章のガイドラインに従いショックの治療をする．

キーポイントのまとめ

- 血腫症例における隠れた出血量は，見えている出血よりしばしば有意に多い．
  - →重篤なショックの管理の準備をする．
- ショックもしくはコントロールできない出血の場合には，PPH の治療をしつつ，警告灯とサイレンを使用してただちに病院へ搬送する．
- 母体出血における母体の循環虚脱では心拍数増加のような徴候が先行しないことがある．
  - →搬送時には大口径（14 G）2 本の静脈路を確保する．
- すべての重症 PPH の出血が明らかに視認できるわけではない．分娩後すぐにショックとなった場合には，傍腟血腫や子宮瘢痕破裂（腹腔内出血）のような「見えない出血」を考慮すべきである．
- 非産科医療従事者が臍帯牽引することは子宮内反症のリスクがあり推奨されない．
- 外出血量に相当しない深刻なショックで，特に母体徐脈がある場合には子宮内反症を考慮する
- 血液喪失量を推定することは常に困難である．見えている量を 2 倍する方法で過少評価しにくくなる．
- 産褥感染では MRSA 感染・保菌歴を調べる．もし病歴があれば搬送先の病院に注意喚起をする．
- 産褥感染のほとんどでは病院への再入院は必要なく，単純な感染では助産師と GP で対処可能である．
- DVT では原因不明の発熱以外に症状がないことがある．

〈鈴木 真〉

第9章 出生時の新生児処置

目標

この章を読むことによって，病院前での出生時の新生児の管理が説明でき，蘇生および特別な配慮やケアが必要な新生児を同定することができるようにならなければならない．そのために以下のことを目標とする．

- 病院前分娩に関係するリスク因子を同定できる
- 計画された自宅分娩と計画されていなかった自宅分娩の違いを理解する
- 病院外で出生した正期産期の新生児のルーチンケアを説明する
- 蘇生や特別な処置を必要とする新生児を同定できる
- 新生児を病院まで搬送する方法について説明する

A 病院外出産

定義

病院外出産は計画されたものと計画外のものがあり，どちらからも救急サービスが呼ばれることがある．計画された自宅出産であれば分娩前に人員や器具は準備されているだろう．現在の英国では，救護を必要とする新生児の数は，計画された自宅出産の方が病院出産よりも少ないが，緊急の場面を想定した計画は検討されるべきである．現場を指示する専門家として付き添いの助産師がその場にいても，救急サービスへの出動依頼の可能性はなくならないからである．計画された自宅出産における分娩の多くは正期産なので，最もよくある救急サービス出動理由は，陣痛発来している妊婦の病院搬

送だろう（分娩中の異常を理由とした搬送）．

　自宅，救急車内，職場および救急室などの分娩室外での計画外の分娩は早産であることが多い．これらのすべての状況では，緊急対応の準備がなされていることが少なく，合併症のない分娩でさえ児の体温を維持するために特別な注意が払われるべきである．

▌リスク因子

- 多産
- 妊婦外傷
- 墜落分娩の既往のある女性
- 隠された妊娠（普通は出生前ケアがされておらず，若年者や社会的困窮者であることが多い）
- 早産のリスク因子をもった女性

▌病院前管理

a．病院外での環境および装備

　もし時間があるのであれば，児を出生後ただちに評価しケアすることができる平らな場所を含めた環境および装備の準備を行う．出生後の児の体温管理は最優先事項であり，病院外では病院内より難しいので，周囲の温度は可能な限り高くする．すきま風を防ぐために窓や戸は閉めた方が良い．新生児のために暖房をつけ，乾燥させ，清潔な暖かいタオルを用意する．

　処置をする者は手袋を着用しなければならない．詳細は各地域での取り決めによるが，気道および呼吸管理のために適当な大きさの器具を準備する．分娩後は臍帯クランプを考慮しなければならない．置き時計や腕時計はできごとを記録するのに役立ち，誰が児を連れていき誰が母親と一緒にいるかといった役割や責任を決定する．

b．新生児の一般的処置

　ほとんどの成熟した児は出生後90秒以内に泣き出し，蘇生を必要とする児は非常に少ない．これは病院外での墜落分娩後であっても変わらない．しかしすべての新生児は出生時に個別の評価がなされるべきであり，これは児を乾かすことから始まる．児を乾かすという行為は，強力に呼吸を刺激す

る．児の保温は必須である．新生児はその大きさに比して体表面積が大きいため，すぐに冷えてしまう．21℃で濡れた状態の新生児は，0℃の雪の屋外に裸で立っている男性と同じスピードで熱を失う．そのため，児を乾かし，濡れたタオルを取り除いて，乾いた暖かい別のタオルで包むことにより，蒸発や伝導により熱を喪失することを避ける．頭からの熱の喪失を減らすため帽子を使用する．もし児が明らかに元気であれば（評価参照），暖かいタオルや衣類の下で母親や他の暖かい大人と直接に皮膚接触を行うことで体温を保持することが可能である．

> **重要事項**
> 濡れた新生児は，特に早産の場合，急激に冷えてしまう．衣類やタオルで児を乾燥させ，それから別の乾いたタオルで確実に頭を覆うように児を包む．

普通，出生後約1分で臍帯クランプを行う（訳注：日本では黄疸が増える可能性があるため待たずにクランプすることを推奨している）．それまでは児を母親の子宮と同じ高さに維持する．

c. 新生児の初期評価

出生時，新生児を清潔で暖かいタオルに包む．児を乾かして包んでいる間に，皮膚色，筋緊張，呼吸，心拍数を確認することで状態を評価する．

- 皮膚色：ほとんどの児は青色で出生し，すぐにピンク色に変化する．問題となるのは蒼白もしくは白色で出生した児の場合であり，蘇生が必要となることが多い．
- 筋緊張：これは児を触っているときに評価する．力のない児は普通，意識のない状況で蘇生が必要となることが多い．
- 呼吸：ほとんどの児は心拍数100回/分以上を維持できるのに十分な規則的な自発呼吸が確立し，出生後3分以内に皮膚色が改善する．もしも皮膚を乾燥させた後も無呼吸やあえぎ呼吸が継続するときは，介入が必要となる．
- 心拍数：心尖部での聴診が心拍数の評価に最適の方法である．末梢の拍動の触診は現実的でなく推奨されない．臍帯動脈の拍動触知は，心拍数

が100回/分以上のときにのみ信頼される．100回/分未満のときは可能であれば聴診で確認すべきである．心拍数の増加は蘇生成功の最初の徴候であるため，初期評価における心拍数評価は不可欠である．

重要事項 心尖部での聴診が心拍数の評価に最良の方法である．

この評価で児を以下の3グループの1つに分類する．
1. 皮膚色がピンク色，規則的な呼吸，速い心拍数（100回/分以上）．このグループの児は健康であり，保温を継続しながら母親に渡す．
2. 皮膚色が青色，不規則または不十分な呼吸，遅い心拍数（100回/分以下）．もし優しく刺激（タオルで乾燥のような）をしても有効な呼吸が誘発できない場合には，児頭を適切な姿勢にして気道開通すべきである．ルーチンの気道吸引は避ける．もし児がこれらに反応すれば，もはや蘇生は必要ないが，児の保温を続ける．もしも反応しないときは，肺への通気に進む（後述）．
3. 皮膚色が青色か白色（蒼白），無呼吸，遅い心拍数（60回/分以下）もしくは触知不能．無呼吸の児には蘇生が必要である．気道を開通し，肺への通気を行う（後述）．心拍数の反応を再評価してから，ただちに次の蘇生手順へと進む．心拍数と呼吸の再評価は継続して定期的な間隔で行う．

出生時にこの蘇生ガイドラインに沿って児を評価することは重要なことであり，しばしば心拍数の上昇は蘇生の成功を示す最初の徴候となる．評価後（乾いたタオルで拭いたり包んだりする間）に以下の蘇生を行う．
- 気道
- 呼吸
- 循環
- ごくまれな限られた症例での薬物投与

> **重要事項** 新生児の心臓は丈夫なので,周産期の心停止は呼吸原性による頻度が高い.気道開通し,肺への適切な通気を行うことで,一般的には急速に改善される.

d. 気 道

　児の頭は自然な位置で固定すべきである(図9-1参照).

　新生児の頭部は大きく,後頭部が盛り上がっているため,児が平らな所で仰向けになったときに首が屈曲する原因になりやすい.しかしながら,過度の伸展もまた児の咽頭部の気道を折り曲げ閉塞させるかもしれない.特に児の筋緊張がなくだらんとしているときには,畳んだタオルを1枚首と肩の下に敷くと気道を通常の位置に維持するのに役立ち,あごを突き上げることで舌を挙上し気道開通することができる.明らかに分泌物がある場合は小児用ヤンカー吸引器具または12〜14 Frの吸引カテーテルを使用して優しく吸引するが,これらはまれに気道閉塞の原因となる.盲目的な深い咽頭吸引は,徐脈や喉頭痙攣の原因となるので避ける.もし吸引をするときは,吸引圧は100 mmHg(9.8 kPa)を超えるべきではない.

e. 呼吸(通気/吸気の流入と換気)

　正期産児の最初5回の人工呼吸は,肺胞内の肺液を空気/酸素に置き換えるための通気(吸気の流入)をすべきである.そのためには過剰加圧防止弁を30〜40 cmH$_2$Oに設定した500 mLの小児用自己膨張式バックを用いて通

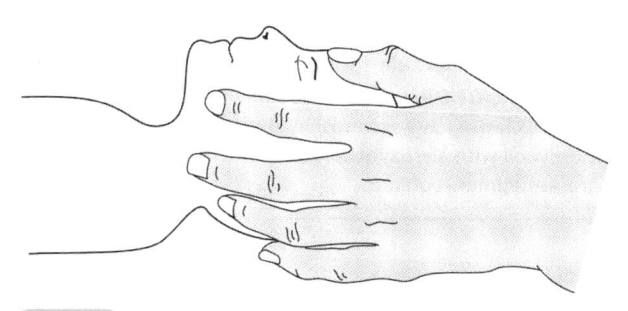

図 9-1 朝の空気を嗅ぐ姿勢

気を 2～3 秒持続させる．児の鼻と口を十分に覆う大きさで，透明で円形の柔らかいマスクを使用する．ほとんどの状況下で児の蘇生において空気は酸素と同等の効果を示す．そのため酸素がないからといって蘇生を遅らせてはならない．もし正期産であれば，呼気においても同様な設定で使用できる．

　肺胞から液体を排出するために，最初の 1～3 回の人工呼吸の間は胸郭の動きを評価しなくても構わない．5 回の人工呼吸後，一度肺全体に通気させ，心拍数を再評価する．心拍数が反応していれば，通気がきちんとなされたと判断しても安全である．もし心拍数が反応しなければ，液体に満たされた肺では肺への空気の流入がなく呼吸音の確認が困難なため，聴診ではなく胸郭の動きを評価して空気の入りを確認する．頭の位置が正しいか確認して，胸郭の動きが得られる吸気の流入を 5 回追加する．

　一度肺が通気され心拍数が増加するか，胸郭が動いているのが確認されていれば，毎分 30～40 回の頻度で換気を継続する．

> **重要事項**　正期産児の最初の 5 回の人工呼吸は，肺胞内の肺液を空気/酸素に置き換えるために 2～3 秒続けて吸気を流入させるべきである．さらに 5 回の追加流入が必要となるときもある．

f. 循　環

　肺が換気された後も遅い心拍数（60 回/分未満）が続くときは，胸骨圧迫を開始しなければならない．しかし，遅い心拍数が継続する理由の多くは，肺の換気が十分でないことであり，胸骨圧迫が必要なことはまれである．心拍数が回復しないのは，ほとんどいつも呼吸障害の結果であり，効果的な換気を行うことのみが効果的な治療となり得る．

　新生児の胸骨圧迫で最も効果的な方法は，両手で胸を包み込み，親指を乳頭線の下方の胸骨の上に置き，残りの指を児の背中に置く．胸骨の圧迫は適切な速さで，**胸郭の 1/3 の深さ**まで行い，新生児では 3 回の圧迫に 1 回の換気（3：1 の割合）を行う（図 9-2 参照）．

　胸骨圧迫の目的は，心臓機能の回復を図るために酸素化された血液や薬物を冠動脈に運ぶことである．そのため，効果的な肺への換気が確立されてい

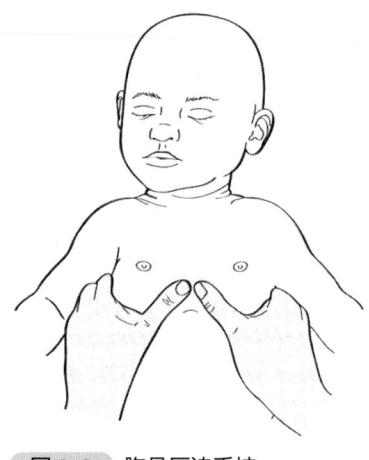

図 9-2 胸骨圧迫手技

ないうちに，胸骨圧迫を開始する利点はない．同様に，良質の換気が同時になされない限り胸骨圧迫は役に立たない．それゆえ，強調されるべきは，効果的な胸骨圧迫に先立つ**良質な呼吸確立**である．胸骨圧迫と人工呼吸を同時に行うことは，それぞれの効果を減弱させるため避けなければならない．

　一度心拍数が60回/分を超えて，さらに維持されるか増加していけば，胸骨圧迫を中止することができる．

> **重要事項**　一度心拍数が60回/分を超えて，さらに維持されるか増加していけば，胸骨圧迫を中止することができる．

g. 薬物投与

　もし適切な肺の換気と胸骨圧迫を行っても心拍数が反応しなかった場合は，薬物治療を考慮する．しかし，心拍数が改善しない理由のほとんどは，肺の換気が十分でないことであり，気道が開通し肺が換気されるまでの間は，薬物投与を始めてはならない．薬物投与を開始する前に，気道と呼吸の状態が適切であることを再評価しなければならない（ABの再評価）．静脈路が必要であるが，薬物を中心性に届けるためにも，理想的には臍静脈路が

望ましい．それに変わる方法として，骨髄投与も利用可能である．病院内での状況であっても，蘇生に薬物投与を必要とした場合は予後が不良である．

- アドレナリン（エピネフリン）：まったく無反応の徐脈や循環停止状態では，10μg/kg（0.1 mL/kg，1：10,000）のアドレナリンを経静脈的もしくは経骨髄的に投与する．反応がない場合には3〜5分間隔で，10〜30μg/kg（0.1〜0.3 mL，1：10,000）の追加投与を試みる．この薬剤に関しては気管内投与も可能であるが，出生時の蘇生における効果は証明されていない．
- ブドウ糖：低血糖はストレスを受けたり仮死で出生したすべての児に起こりうる問題である．しかし正産期児の出生時にはほとんど起こらない．10%のブドウ糖液を5 mL/kg経静脈的にゆっくりボーラス投与して治療する．その後は10%のブドウ糖液を100 mL/kg/日の速度で確実に経静脈的に投与する．新生児では血糖値が5 mmol/L未満を示すとき，BM stix（訳注：血糖モニターキット）は信頼できない．
- 輸液：非常にまれではあるが，明らかなまたは疑わしい出血（分娩前出血，前置胎盤，前置血管，臍帯がきちんとクランプされていない場合）による循環血液量の減少を認めることがあり，このときは仮死に引き続き二次的に血管の緊張が消失する．負荷量として，最初は10 mL/kgが適切である．生理食塩水が使用されるが，代わりに，Gelofusine（訳注：代用血漿）が安全に使用されてきた．もしも出血が急速で高度である場合は，O（−）の血液を交差試験なしにただちに投与する．アルブミンは推奨できない．しかし，ほとんどの新生児蘇生では，出血や敗血症性ショックが判明するまでは輸液は必要としない．過剰な輸液投与は蘇生後の管理を難しくさせる可能性がある．
- 重炭酸：蘇生協議会（英国）のガイドラインでは，新生児の蘇生時に重炭酸ナトリウムを投与することが定められているが，これは病院前の状況ではルーチンに行うものではない．コクランレビューでは新生児蘇生における重炭酸ナトリウムの使用は，利益も有害事象もともにエビデンスがないことが示された（Beveridge and Wilkinson, 2006）．もし重炭

酸ナトリウムを投与するとすれば，経静脈的に 1 mmol/kg（4.2％溶液で 2 mL/kg）の投与量で使用する（図9-3参照）．

h. 蘇生への反応

蘇生成功の最初の指標は心拍数の増加である．呼吸の再開は遅れて起こるかもしれない．正常呼吸が開始する前に，児は呼吸再開の始めに喘ぐかもしれない．人工呼吸は正常呼吸が開始されるまで継続すべきである．

> **重要事項** 心拍数の増加は，しばしば蘇生成功の最初のサインとなる．

i. 気管挿管

ほとんどの児はマスクを使用して蘇生することが可能である．スウェーデンの研究では，マスクが適切に使用されれば，児（2.5 kg 以上）の 500 人にたった 1 人にのみ実際に挿管が必要となるとしている．挿管の技術は幼児と同じであるが，喉頭がより前方に位置している．気管挿管は小児挿管の訓練を受けた人のみが試みるべきである．正期産の正常新生児では，普通 3.5 mm の気管チューブを使用するが，4.0，3.0，2.5 mm のチューブを使用することもある．

■ 特別な状況

a. 胎　便

様々な程度に胎便混濁した羊水は比較的一般的に認められ，出産の 10％以上で発生する．幸いなことに胎便吸引はまれなことである．胎便吸引は普通，正期産の児が出産前に子宮内で低酸素となったときに発生する．児頭娩出時の気道吸引は有益ではない．もし児が活発であれば，必要なことは皮膚乾燥後に別のタオルで児を包むことだけである．もし児が無呼吸や不十分な呼吸しかしていない場合，心拍数が 100 回/分未満の場合，あるいは筋緊張が低下している場合は，喉頭鏡で口腔咽頭部を観察し，径の太いカテーテルで見える範囲の泥状の胎便を吸引し，前述のようにマスクでの吸気の流入と換気を開始する．もし，気道をきれいにしている間に心拍数が 60 回/分以下に低下したときは，気道吸引を止めて，児の肺への通気を行い換気を開始する．

9章 出生時の新生児処置

```
┌─────────────────────────────────────────┐
│ 臍帯クランプ，児の皮膚乾燥，濡れたり湿ったりしたタオルの除去 │
│ 暖かく乾いたタオルで包む（児頭も一緒に）－児の保温！      │
└─────────────────────────────────────────┘
                    ↓
┌─────────────────────────────────────────┐
│            出生時初期評価                  │
│      時計を始動または時間を記入             │
│ 評価：皮膚色，筋緊張，呼吸，心拍数（児を乾燥させながら！！） │
└─────────────────────────────────────────┘
```

↓ 呼吸がなければ

気道管理
児頭は"自然な位置"に固定する（成人の気道開通法のように首を伸ばしすぎない）

↓

呼吸補助
呼吸がなければ－5回の"ゆっくりした"吸気の流入－それぞれ2～3秒の長さで[30cmH₂O]
反応の確認－心拍数の増加および/または明らかな胸の動き

↓ 反応がなければ

頭の位置を再確認しあごを少し持ち上げる
5回吸気の流入を繰り返し－（可能であれば）助手を使って気道管理を助けてもらう
反応の確認－心拍数の増加および/または明らかな胸の動き

↓ まだ反応がなければ

A) 口腔咽頭部を直視下に観察そして吸気の流入を反復
B) 小さな口腔咽頭エアウェイ（ゲデルエアウェイ）の挿入そして吸気の流入を反復
C) 新生児の気管挿管の訓練を受けている場合に限って気管挿管を考慮
反応の確認－心拍数の増加および/または明らかな胸の動き

↓ 一度胸が動けば

自発呼吸がなければ－人工呼吸を継続（30～40回/分）

↓

心拍数の確認
もしも心拍数が確認できないか遅いとき（60回/分以下または増加しない）

↓

胸骨圧迫の開始
最初に胸の動きを確認－動いていなければ気道に戻る
3回の胸骨圧迫に1回の呼吸を30秒間続ける

↓

30秒毎に－心拍数の再評価
A) もし改善されれば－胸骨圧迫を終了，しかし呼吸がなければ換気を継続
B) 心拍数が依然遅い－胸骨圧迫を継続し，換気も継続（3：1の割合）
C) 静脈路と薬物投与を考慮　循環血液量低下を考慮

・すべての場面において－利用可能な援助を考慮
・どの時点で病院に搬送するかを考慮

注意：胎便を認めたとき，"啼泣している児－気道開通している""筋力低下の児－観察"を忘れない

図 9-3　新生児蘇生：新生児蘇生アルゴリズム
（英国蘇生協議会の承認のもとに改訂，2009年10月にPOETコースに適合）

b. 早産児

　早産児はより体温が下がりやすい（体重に比して体表面積が大きいため）．児は出生時の週数が早いほど適切な呼吸が確立されにくい．32週未満の早産児では，特に予期しなかったり，あるいは突然の分娩の後で，肺サーファクタントが不足していることが多い．特に低体温（35℃未満），低酸素，アシドーシス（pH 7.25未満）でその生産量が減少する．32週以前に出生した児では，肺サーファクタントの不足を予測しなければならない．筋肉系の発達が悪いにもかかわらず，努力呼吸の必要性が増すため，彼らには迅速に通気と換気を確立する手助けが必要で，後に外因性の肺サーファクタント治療が必要となるかもしれない．これらの児のほとんどは呼吸を安定させるための助けを要する．

　早産児の肺は正期産児の肺と比較して脆弱であり，過膨張による障害の影響を受けやすい．それゆえバッグバルブマスクシステムの使用は優しく行った方が良い．前述のようにその効果は心拍数を指標にする．

■ 記　録

　行動した内容は，通常の診療行為に従って記録されるべきである．しかし，以下の内容が記録されていれば，特に有用である．
- 出生時間
- 出生時の皮膚色，筋緊張，呼吸，心拍数
- 心拍数が100回/分を超えた時間
- 最初に喘ぎ呼吸をした時間
- 規則的な呼吸が確立した時間
- 施行した処置

B 病院への搬送

　もし助産師が1人で分娩に立ち会っていたら，児と母親と助産師を離ればなれにすべきではない．もし児が蘇生を必要としたら，新生児集中治療室への収容が必要となる．このときの搬送では救急隊と受け入れ施設間での話し

合いが必要となる．

　救急車の暖房装置は最高にして稼働させる．もし児の気道が良い状態に維持できていれば，児は母親に抱かれて搬送することが可能である．しかし，もし児に呼吸の補助が必要であれば，地域の活動ルールに従った特別な準備が必要となる．ポータブルの保育器を使用する地域もあるだろうが，そのような搬送に対応できる時間は限られていることが多い．このような搬送に対する地域の指針を知ることが重要である．

　積極的な蘇生処置が必要な児を他の患者（母親）と同じ救急車で搬送するのは困難である．ストレッチャーはどのような作業をするかということに基づいて使用されるが，チーム全体の安全性が考慮されなければならない．救急車内分娩となれば1台の救急車による母児両方の同時搬送は避けられないことだが，2人の患者が安全に搬送できるように配慮されなければならない．

> **キーポイントのまとめ**
> - 皮膚乾燥を行い，評価し，出生時蘇生を行った後に，引き続き ABC を行う．
> - 温度管理，気道および呼吸管理でほとんどの児は蘇生される．
> - 換気が難しい場合は気道の位置を再確認する．自然な位置（朝の空気を嗅ぐ姿勢）を目標とする．

〈吉本英生〉

第10章
非産科救急のマネージメント

> **目標**
>
> この章を読むことによって，病院前管理として以下のことを定義同定し説明できることを目標とする．
> - 周産期精神疾患
> - 静脈血栓塞栓症
> - てんかん
> - 妊婦の糖尿病
> - 妊婦外傷
> - 妊娠中の心疾患
> - 妊娠中の呼吸器疾患
> - 一酸化炭素中毒
> - 妊娠中の強姦と性的暴行

A 周産期精神疾患

■定 義

妊娠中あるいは産後経験する精神疾患は母親や乳児の健康のみならず生活の質にも影響を与え，通常の妊産婦周辺のサポートネットワークにも影響を及ぼす．精神疾患は妊娠以前から存在している場合もあるし，妊娠中または産後1年以内に発症する場合もある．「産後うつ病」という用語はしばしば周産期精神疾患の一般的な用語として不適切に使用されており，医療従事者

は「産後うつ病」という呼称は避けるべきである．

妊娠の有無にかかわらず，統合失調症のようなすべての精神疾患の発症頻度は変わらないが，一般的に妊娠中に重大な精神疾患を新規に発症するリスクは，他の時期よりも低い．主に出産後に重大な精神疾患や自殺が発症する傾向があり，妊娠そのものは母体に対して防御的に働いているのであろう．妊娠期間中における自殺は妊娠第3三半期に最も多い．自殺死亡の5人中4人は妊娠34週から40週に起こっている（CEMACH. 2004）．周産期精神疾患の発生頻度のまとめを表10-1に示す．

リスク因子

- 妊娠後期および産後3カ月以内
- 精神疾患の既往
- 社会的孤立，特にソーシャルサービスから児が隔絶されている場合
- 産褥精神病の既往
- 最近の妊娠中絶
- 望まれなかった妊娠

診 断

病院前において精神疾患を診断するのは困難である．専門医による評価が常に必要となる．精神疾患や神経症で生じる症状や徴候は妊婦であろうと，男女問わず同じである．しかしながら妊婦が選択する自殺の手段は主に過激な手段が取られる．

包括的身体診察が必要であり，精神症状を呈するすべての器質疾患を除外

表 10-1　周産期精神疾患

種　類	発症頻度（2003〜2005）
自　殺	37
薬物誤用	24
精神疾患により悪化した内科疾患	18
以前より存在していた精神疾患	15
暴　力	10

する必要がある.

▌病院前管理

新規の精神症状で来院した場合はカウンセリングや薬物療法など特異的治療が必要になることがある.病院前という環境ではカウンセリングサービスを受けることは困難であり,入院や紹介することが原則となる.

健康や生活の質に影響を及ぼす精神疾患をもつ患者の場合,本人のみならず家族に対してもサポートやガイダンスを提供することが優先される.

患者自身の自己判断能力があるかないかを評価することが肝要である.病院前医療従事者は患者の同意を取り付けたり診察を行ったりする説明の手順に精通していなければならず,妊婦の要求に焦点を当てる必要がある.もし患者が入院を拒否したり,自己判断能力が欠如していたりする場合は,かかりつけ医に連絡し,精神健康福祉法に基づき,保護(措置入院)することを考慮しなければならない.病院前医療従事者は保健センター職員が到着するまで患者のそばについていなければならない.

精神科医の診察を受けることができる病院へ適切に紹介・搬送することが,精神疾患に対処する重要な鍵となる.病院前医療従事者はこれら患者を適切に対処するための効果的会話能力を身につける必要がある.

自殺企図の患者の場合でも,他の妊婦と同様な治療と搬送基準を適応させる.非妊産婦への対処法と異なる点は以下の通り.

- 死戦期帝王切開を考慮するとき(11 章参照)
  - 現場活動時間はなるべく短くすべきであり,警告灯とサイレンを使用して病院へ搬送する.
  - 受け入れ病院の産科部門に事前連絡を行う.
- 輸液投与の適応は慎重に
  - すべての外傷患者と同じく,収縮期血圧が 100 mmHg を切るまでは輸液は控えるべきである.ただし,収縮期血圧が 100 mmHg 以上あっても輸液路確保すべき例外は以下の通り.
    - ・500 mL 以上の出血
    - ・意識障害

・脈拍異常がある場合
- 患者を左斜め 15〜30°体位に保持して（右腰を少し浮かせて）搬送する（訳注：妊娠子宮による下大静脈圧迫を防ぐため）.

> **重要事項** 搬送環境が胎児にとっても適切で安全であることを必ず確認すること.

B 静脈血栓塞栓症

▌定　義

　静脈血栓塞栓症は循環器系の一部領域の静脈でできた血栓（血の塊）による疾病であり，それが剥がれてしまう場合が問題となる．この剥がれた血の塊が静脈を通って流れていき，他の臓器にひっかかってしまうからである．そのひっかかる部位によって症状の重篤度は変わってくる．通常血栓は下肢または骨盤の深部静脈から流れてくるため，深部静脈血栓症と呼ばれる．もし血栓が肺の血管床まで運ばれてひっかかると肺塞栓を引き起こす．腸骨大腿静脈の深部静脈血栓症が最も多く，かつ塞栓を最も引き起こしやすい．同世代の非妊娠女性と比べ妊婦は静脈血栓塞栓症が最大 10 倍も起こりやすい（RCOG. 2001）．2003 年から 2005 年の間，静脈血栓塞栓症は母体死亡の最も多い原因であり 41 例が報告されている．そのうち 33 例は肺塞栓症で 8 例は脳静脈洞血栓症であった（CEMACH. 2007c）．リスク因子を認識し，症状・徴候を早期に認知し，早期予防や早期治療を適応することで，多くのこれらの死亡例は防ぎえたと予想できる（CEMACH. 2004）.

> **重要事項** 妊婦では左下肢，骨盤腔内に発症する腸骨大腿静脈深部静脈血栓症がより頻度が高い.

▌リスク因子
- 年齢（特に 36 歳以上）
- 肥満（妊娠前または妊娠初期に BMI が 30 kg/m^2 以上）

- 4回以上の妊娠歴
- 静脈血栓塞栓症の家族歴や既往歴
- 目立つ下肢静脈瘤
- 大きな合併疾患（癌，心肺疾患，炎症性腸疾患）
- 長期臥床（4日を超えるベッド上安静）
- 対麻痺
- 長距離旅行：飛行機旅行にとどまらず，車やバス，電車移動による長時間動かないでいることを包括する．
- 帝王切開術：帝王切開術後発症の肺血栓塞栓症が妊産婦全死亡の第3位を占める（CEMACH. 2004）．
- 補助経腟分娩（訳注：吸引分娩，鉗子分娩など）
- 長時間分娩（12時間を超える分娩）
- 妊娠・周産期の外科手術
- 長時間の砕石位

診 断

塞栓部位は症状や徴候の性質や重症度で決定する．深部静脈血栓症は下腿筋の疼痛や腫脹を呈するが，下腹部痛が腸骨大腿静脈深部血栓症の唯一の症状であることもある．下腿の圧痛，頻脈，微熱は深部静脈血栓症を示唆する．

肺塞栓症の最も多い所見は，頻脈，息切れ，ラ音聴取，胸膜痛，咳嗽，喀血である．深部静脈血栓症の身体所見は肺塞栓症患者においてはまれである．頻脈が唯一の所見であることがある．大量の肺塞栓ではチアノーゼや低血圧，急激な虚脱や死に至る．

> **重要事項** 妊婦では頻呼吸，息切れ，下肢痛を呈することは多いが，静脈血栓塞栓症を除外すべく検索を行わないといけない．静脈血栓塞栓症のリスクは妊娠初期も妊娠後期も同様に高い．

> **重要事項** もし急激な頻呼吸,息切れ,胸痛,頻脈を伴い循環動態が不安定になったら,肺塞栓を必ず鑑別しないといけない.

> **重要事項** 広範囲肺塞栓の患者では以下の心電図変化を認めることがある.
> - I 誘導でS波
> - III誘導でQ波
> - III誘導で陰性T波

病院前管理

肺塞栓は生命を脅かす一刻を争う緊急事態であり,警告灯とサイレンを使用して迅速に病院搬送する必要がある.

産科的初期評価を行い,産科的病歴を聴取する間に以下のことに注意する.

1. 妊娠子宮により下大静脈が圧迫されると胎児の血流が障害されるので,母体を左斜め15〜30°(右腰を少し上げる)体位に保持するように気をつける.
2. 患者の病態に応じて気道確保を行う.妊婦は嘔吐や誤嚥のリスクが高いので,意識が低下している場合は早期気管挿管を考慮する.
3. 酸素飽和度(SpO_2)が94%未満の場合は,酸素投与を行う.SpO_2 が85%未満の場合は,リザーバー付き酸素マスクを使用する.それがなければ普通の酸素マスクを使用する.SpO_2 は94〜98%を目標値とする.必要に応じて補助換気を追加する.
4. 直近の病院へ遅滞なく搬送する.
5. 受け入れ病院へ事前連絡を行う.
6. 搬送中に静脈路を確保する.

C てんかん

▍定　義

　てんかんとは，痙攣を起こしやすい状態が継続していることと定義されるが，てんかん自体は様々な症状や徴候を呈する．単なる一肢の振戦から体全体の痙攣に至るまで痙攣の部位も様々であり，または不快な味を感じる程度のものから意識消失にいたるまで症状も多様である．イギリスでは170人に1人がてんかんの治療を受けている．この患者群は通常と比べて早期死亡のリスクが2〜3倍増加する（Hanna, et al. 2002）．

　痙攣は主に部分発作と全般発作に分類される．部分発作（局所の痙攣）はさらに単純または複雑部分発作に分類され，搬送中にすぐに処置をしないと患者を悪化させるということはまれである．全般発作はさらに欠神発作と強直間代性発作に分類される．全般発作に関して病院前医療従事者が子癇発作との鑑別を行うのは不可能である．2003年から2005年の間にてんかんによって死亡した妊婦は11例あったが，そのうち6例は予期しないてんかん死（sudden unexpected deaths in epilepsy: SUDEP）であった（CEMACH. 2007c）．

▍リスク因子

- 内服忘れ，服薬指導を守らない
- 睡眠不足
- 妊娠悪阻（つわりによる嘔吐がひどい）
- 妊娠期間中，抗てんかん薬を中断
- てんかんのコントロールが不良
- 妊娠により薬物動態が変化したため，薬効が減じててんかん発作になりやすくなった場合（薬物吸収や希釈による変化，および妊娠悪阻による）

▍診　断

　痙攣を呈する患者はてんかんの場合もあるし，そうでない場合もある．ほ

とんどの患者は救急隊など病院前医療従事者の現場到着時には痙攣がおさまっていることが多い．痙攣が持続する場合や5分以上継続する場合は痙攣重積と判断する．特記すべきは，てんかんの病歴がない妊婦の場合には，子癇ガイドラインに沿って対応しなければならない（7章参照）．妊娠期間中は血管迷走神経反射が多く，全身痙攣に至る場合もある．

妊娠中，他のより頻度の少ない痙攣の原因は以下の通り
- 薬物やアルコールの離脱
- 偽てんかん（ヒステリー）
- 低血糖
- 血栓性血小板減少性紫斑病
- 脳梗塞
- 低カルシウム血症
- 妊娠てんかん（妊娠期間中に限った痙攣）
- 髄膜炎
- 脳静脈洞血栓症

ABCDEFG評価をきちんと行うことで，痙攣の原因を明らかにすることができるだろう．G因子（「生命危機に直結する問題」）の同定は，重要である．ピンポイントに原因を同定し，治療に結びつけることができる．たとえば，血糖測定（低血糖の同定）や尿蛋白測定（子癇発作）である．

病院前管理

痙攣発作中の妊婦は時間との勝負である．現場活動はなるべく短くしないといけないものの，状況が許せば搬送前に状態を安定化させる必要がある．

1. 患者は左斜め15〜30°体位に保持する．
2. 状況に応じて，顎先挙上や吸引，気道確保器具を使用して，気道確保を行う．
3. 酸素飽和度（SpO_2）が94％未満の場合は，酸素投与を行う．SpO_2が85％未満の場合は，リザーバー付き酸素マスクを使用する．それがなければ普通の酸素マスクを使用する．SpO_2は94〜98％を目標値とする．

4. 子癇を除外する．もし鑑別ができなければ，子癇ガイドラインに沿ってとりあえず加療する（7章参照）．
5. 痙攣が持続する場合は，ジアゼパム（10〜20 mg を効果をみつつ少しずつ投与）を静注または坐薬で投与する．
6. 血糖測定を行う．血糖値が低ければ，低血糖ガイドラインに沿って血糖を補正する．
7. 理想的には患者搬送前に痙攣をコントロールできるとよい．痙攣中の患者を搬送するのはかなり困難を極める．
8. もし痙攣がおさまらなければ，患者を早急に病院に搬送しなければならない．しかしながら子癇を疑う場合は，サイレン使用は患者を刺激するので慎重にその使用を考慮すべきである．

重要事項　ほとんどの救急車は頭から患者を収容するが，もし患者を左斜め15〜30°体位にすると患者が壁側を向いてしまい，全身観察が困難になる．したがって患者を足から収容するか，もしこれが不可能であれば，搬送中，救急隊は継続的に気道を確認すべきである．患者を安全に搬送することが肝要で，右側臥位にして搬送することも考慮してもよいだろう．

D 妊婦の糖尿病

■ 定　義

　妊娠前から糖尿病がある場合は，1型糖尿病（インスリン依存性糖尿病）であることが多い．2型糖尿病（非インスリン依存性糖尿病）は肥満に伴いより頻度が高くなっており，妊娠を契機に初めて見つかることもある．妊娠糖尿病は妊娠を契機として発症，もしくは初めて認識された糖尿病で，1型でも2型でもありえる．全妊娠女性の2〜12％が発症すると考えられる（DH. 2001）．出産後，糖尿病は改善する場合もしない場合もある．
　イギリスでは妊娠合併症を引き起こす基礎疾患としては糖尿病が最も多

く，およそ250人の糖尿病妊婦に1人の頻度である（CEMACH. 2007a）．糖尿病患者が増加しており，より多くの若者が糖尿病と診断されるようになった．

　妊娠による生理学的代謝的変化のために，糖尿病はコントロールがより難しくなる．胎盤のホルモンによりインスリン抵抗性が増加してしまう．1型糖尿病では妊娠期間中にインスリン必要量が2倍になる．最近の報告では糖尿のコントロールが悪いまま妊娠してしまう女性も多く，糖尿病患者の半数が低血糖を繰り返してしまう．10人に1人は高度な低血糖を経験し，緊急に治療を要することになる（CEMACH. 2007a）．

　正常血糖（妊娠期間中4～7 mmol/L，72～126 mg/dL）になるように妊娠期間中はコントロールされるのが理想である．糖尿病性ケトアシドーシス（diabetic ketoacidosis: DKA）は妊娠中はまれである．2003年から2005年までの3年間の報告では糖尿病関連死は1例のみであった（CEMACH. 2007c）．

▍リスク因子
- 肥満
- 家族歴
- 人種（インド亜大陸）
- 耐糖能異常の既往や妊娠糖尿病の既往
- 高齢妊娠（41歳以上）

▍診　断
a．新規発症の妊娠糖尿病
- 口渇
- 多尿
- 体重減少
- 持続する高度糖尿
- 羊水過多
- 巨大児
- Kussmaul呼吸/糖尿病性ケトアシドーシス

- 随時高血糖

b. **低血糖症**

低血糖はもともと糖尿病の治療を受けていた患者にしか起こらない．
- 蒼白
- 冷や汗
- 全身倦怠感
- 振戦（手の震え）
- 低血糖（＜4 mmol/L, 72 mg/dL）
- 意識障害
- 意識レベル低下

c. **糖尿病性ケトアシドーシス**

糖尿病性ケトアシドーシスは通常感染（尿路感染が多い）などの合併症を伴うか，糖尿病管理不良（コンコーダンス不良が原因の場合もある）によって発症する．
- 多尿
- 嘔気，嘔吐
- 腹痛
- 脱水
- 震え
- 高血糖
- 意識障害
- 意識レベル低下
- 不整脈
- ケトン臭
- Kussmaul 呼吸

| 重要事項 | 低血糖と糖尿病性ケトアシドーシスは真の救急であり，早急な評価と病院搬送を要する． |

| 重要事項 | 血糖コントロール不良により胎児が死亡することもある．胎児の健康状態や生存を評価するためにも病院搬送は重要である． |

病院前管理

a. 低血糖

1. 患者を左斜め15～30°体位に保持する．
2. 患者の状態に応じて気道確保を行う．
3. 室内気で酸素飽和度（SpO_2）が94％未満の場合は，酸素投与を行う．SpO_2 が85％未満の場合は，リザーバー付き酸素マスクを使用する．それがなければ普通の酸素マスクを使用する．SpO_2 は94～98％を目標値とする．
4. 血糖値も含めて患者のバイタルサインを測定する．
    - 4.1 患者が低血糖で意識がある場合は炭水化物（甘い食べ物や飲み物，グルコースゲルなど）を摂取するように勧める．
    - 4.2 患者が低血糖で意識消失している場合
        - 大口径（14G）の静脈路を確保し，10％ブドウ糖を反応をみながら投与する．
        - 輸液路が確保できない場合は，グルカゴンを1mg筋注する．
5. もし患者の意識が回復しない場合は，直近の病院に緊急搬送する（必ずしも産科がなくてもかまわない）．そしてさらに10％ブドウ糖を反応をみながら投与する（訳注：日本では通常50％ブドウ糖を投与する）．
6. 患者の意識が回復したら，直近の産科施設へ搬送する．
7. 受け入れ病院に事前連絡を行う．

b. 糖尿病性ケトアシドーシス
  1. 患者を左斜め 15〜30°体位に保持する．
  2. 患者の状態に応じて気道確保を行う．
  3. 室内気での酸素飽和度（SpO_2）が 94％未満の場合は，酸素投与を行う．SpO_2 が 85％未満の場合は，リザーバー付き酸素マスクを使用する．それがなければ普通の酸素マスクを使用する．SpO_2 は 94〜98％を目標値とする．
  4. 血糖値も含めて患者のバイタルサインを測定する．
  5. 高血糖があり，症状から糖尿病性ケトアシドーシスを疑ったら，現場での静脈路確保は試みないでただちに病院搬送を開始する．
  6. 病院へは事前連絡を行う．
  7. 搬送中，大口径の静脈路確保を行い，250 mL ずつ生理食塩水投与を繰り返し，最大 1 L まで投与する．
  8. 患者のバイタルサインを持続的にモニターし，特に心電図に注意を払う．

E 妊婦の外傷

■ 定　義

　イギリスにおいて母体死亡の 5％は外傷に起因し，その多くが脆弱で社会的に隔絶された女性であり，虐待や殺人による死因が 1 番多い（CEMACH. 2007c）．交通事故による外傷死が 2 番目に多い．

　重症外傷では重症熱傷や致死的大量出血，そして鈍的外傷や穿通性外傷が関与しており，治療の大原則は，母体の蘇生がすなわち胎児の蘇生につながることである．2003 年から 2005 年の期間に，34 人の妊婦が交通事故で死亡し，21 人中 8 人がシートベルトを着用していなかった（CEMACH. 2007c）．妊婦が正確にシートベルトを着用することこそ，妊婦の交通事故死を減少させる手段であると昨今では活発に啓蒙が行われている．

　2003 年から 2005 年の間，虐待による死亡が 19 例報告され，全母体死亡

の 4.4% を占める．ほぼすべての女性が配偶者による加害で死亡していた．432 人の母体死亡のうち 70 例が配偶者虐待（ドメスティックバイオレンス）の背景をもっていた．

> **重要事項** すべての医療関係者は妊娠期間中に配偶者虐待が増加する危険を認識していなければならない．しばしば妊婦の腹部に直接外力を与えることがあり，したがって常位胎盤早期剥離の発症に関連してくる．

■ リスク因子

a．交通事故
- シートベルトの無着用
- シートベルトの不適切な使用（図 10-1 参照）

b．配偶者虐待
- 配偶者または同居人と虐待関係にあり，かつ/または複雑な社会背景にある妊婦
- 若年妊婦や社会的に隔絶された妊婦

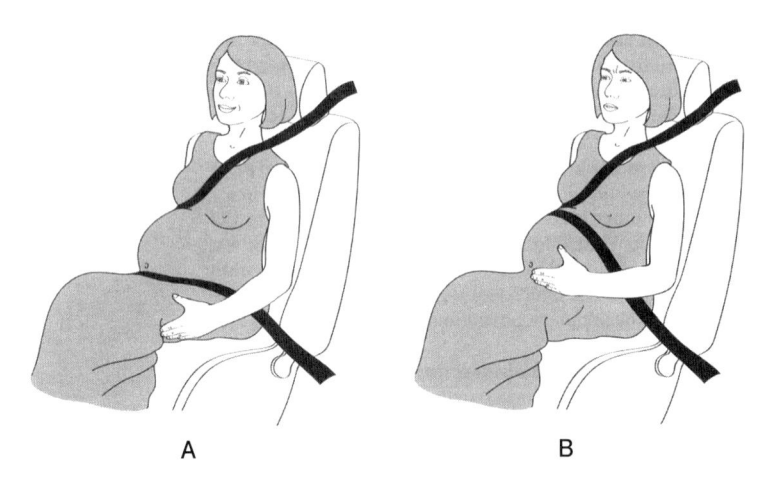

A　　　　　　　　　　B

図 10-1 適切な（A），不適切な（B）シートベルト着用例

- 小児保護法の対象となる子ども（小児虐待で保護された小児）をもつ妊婦
- 薬物

■ 診　断

母児ともに危険にさらす外傷を同定することを目的とする．常位胎盤早期剥離の可能性を常に疑う必要があることを肝に銘じなければならない（7章参照）．これは外傷を受けて数日後に発症することもある．

> **重要事項**　病院前では受傷機転（mechanism of injury: MOI）を正確に記録することが重要である．これによって特に妊娠第3三半期の妊娠子宮を含むどの臓器や身体部位が損傷を受けるか予想するのに役立つ．

> **重要事項**　受傷後3〜4日経過してから，または初期診療後患者が帰宅してしまった後に，常位胎盤早期剥離が発症することがある．

■ 病院前管理

腹部への重大な鈍的または鋭的外傷は評価診察を受けるために病院へ搬送しなければならない．しかしながらほとんどの軽症創傷や表層性の熱傷は病院前で対処可能であることが多い．ABCDEFG評価をきちんと行い，患者評価と搬送中のモニタリングを行わなければならない．医療従事者は特に胎動の有無を評価し，かつ妊婦が腹痛を訴えているかどうかを確認する必要がある．外傷後腟から出血をみる場合は要注意であり，患者の状態は一刻を争う緊急事態であることを判断しなければならない．たとえ重大な低循環状態であっても，妊婦の場合は血液の半分を失うまでは症状を呈さないこともある．

1. 体表への重大な外出血は圧迫止血を行い，必要に応じて間接的に近位側を緊縛し，ターニケット駆血帯を使用する．
2. 患者をバックボードに固定し，左斜め15〜30°体位にするまでは，用

手的に子宮を左側圧排する．
3. 患者の臨床状況に応じて気道確保を行い，必要に応じて頸椎保護を行う．
4. 室内気での酸素飽和度（SpO_2）が94％未満の場合は，酸素投与を行う．SpO_2が85％未満の場合は，リザーバー付き酸素マスクを使用する．それがなければ普通の酸素マスクを使用する．SpO_2は94～98％を目標値とする．患者の換気効率を評価し，必要に応じて補助換気を追加する（持続する低SpO_2の場合や分時換気量が低い場合）．
5. 呼吸に影響するような胸部外傷を受けている場合は，非妊婦の場合と同じように対処する．
6. 搬出
    - 気道，呼吸，循環に問題のあるすべての患者は一刻を争う緊急事態であり，直近の救急病院へ遅滞なく搬送する（産科施設の有無は問わない）．
    - 時間的に余裕がある妊婦外傷の場合は産科施設のある救急病院へ搬送する．
    - 時間的に余裕がある妊婦外傷で，たとえ明らかな外傷がない場合であっても，交通事故や腹部外傷に続いてさらなる産科的評価が必要であり，適切な産科部門のある病院へ搬送すること．
7. 患者をバックボードに固定し，バックボードの右下に十分なパッドを入れて患者を左斜め15～30°体位に保持する．
8. 搬送中に大口径（14 G）静脈路を1または2本確保する（しかしこの処置を行うことによって搬送が遅れることがあってはならない）．もし静脈路確保が困難である場合は，骨髄路確保を考慮する．
9. 収縮期血圧は100 mmHgを維持するように250 mLずつ細胞外液の輸液を開始する．収縮期圧が100 mmHg以上になるようなら，以下のような他の多量出血を示唆する所見がない限り，止血している凝血塊がはがれないように輸液を制限し再出血の危険性を減らす．
    - 500 mL以上の出血

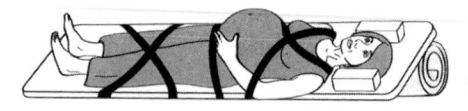

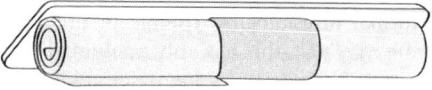

10章 非産科救急のマネージメント | *175*

背面から見た図．15〜30°傾ける．

A   B

図 10-2 バックボード上において左斜め 15〜30°体位を保持

- 意識障害
- 脈拍異常がある場合

10. 患者の疼痛に対しては鎮痛剤を投与する．患者が低血圧の場合は注意してモルヒネを使う．
11. 骨盤骨折や長管骨骨折にはシーネ固定を行う．
12. 可能なら搬送中に12誘導心電図をとり，血糖モニターを行う．
13. 患者はこれから麻酔や手術を受けることが予想されるので，絶飲食とする．
14. 熱傷妊婦の場合，非妊婦の際と同じように熱傷の評価，治療，処置を行う．熱傷面積が体表面積の25％以上であるなら，細胞外液を1L輸液する．
15. 患者の状態が安定している場合は，2次観察をきちんと行う．

重要事項 交通外傷や腹部外傷を受けた場合は，すべての妊婦は病院に入院し評価を受けなければならない．適切な搬出基準は前述した．

重要事項 妊娠において腹痛や背部痛はよくあることであるが，交通事故や腹部外傷においては，重大な損傷を除外するために全身評価が必要であり，患者は入院のうえ，診察検査を受けなければならない．

〈林 寛之〉

F 妊娠中の心疾患

▌定　義

　心疾患は一般的に先天性のものと後天性のものに分けられる.

　妊娠中，心血管系において重大な生理学的変化が起こる（3 章を参照）. 心疾患のある妊娠女性は，結果としてその症状を悪化させることがある. 2003 年から 2005 年の期間において，432 例の母体死亡のうち 81 例（18.8％）は，心疾患によるものであった（CEMACH. 2007c）. これは 2007 年の CEMACH レポートの死亡原因から引用されている. 73 例の死は後天性心疾患に関係したものであり，心筋梗塞が 16/73 例（22％），産褥性心筋症と成人突然死症候群（SADS）がそれぞれ 12/73 例（16％），大動脈解離による死亡が 9/73 例（12％）あった. 先天性心疾患による死亡は 8/81 例（10％）であった.

　平均出産年齢の高齢化による虚血性心疾患の発症率上昇と肥満が，これらの死亡の原因になっている. 幼少期にリウマチ熱の既往があるが，心臓の評価をこれまで十分にしてこなかった亡命希望者の増加によって，このことは顕著である. 致命的ではない心筋梗塞の発症率は，妊婦 10 万人のうち 0.6 人である.

> **重要事項**　亡命希望者は，幼少期のリウマチ熱の発症増加により心疾患の危険性が増加していることを認識する.

▌リスク因子

- すでに心疾患がある
- 肥満
- Marfan 症候群
- 喫煙
- 家族歴
- 糖尿病

- 高血圧
- 脂質異常症
- 36歳以上の妊婦

▌診　断

　胸痛が急性の心疾患によるものか，（妊娠中にはよくあることだが）胃食道逆流症に関係した症状なのかを鑑別することは難しい．女性の心臓を評価する部門やPCI（経皮的冠動脈インターベンション）部門に移す前に，診療医は可能性の高い診断指標を考え，12誘導心電図をとる必要がある．

　間欠的な単なる不整脈（例えば上室性頻拍や異所性収縮）は妊娠中によくあることで，動悸といったしばしばある症状は，重大な結果に結びつくものではないということに注意を払わなければならない．しかしながら，急に倒れた女性からの病院前における救急要請において，不整脈の心電図は緊急性のあるものと解釈し，そして一般的なガイドラインに基づいて取扱い，心臓の詳しい評価がなされるべきである．

　急性冠症候群の症状は，妊娠期間であっても他の患者同様である．正常妊娠において，呼吸困難はいくらか増加するかもしれないが，放散痛や絞扼痛はいつも赤信号であることに注意を払うべきである．

　急性心原性肺水腫は，妊娠期間中にまれに起こるが，ピンク色の泡沫痰の咳をしたり，夜間や起立性の呼吸困難の増加といった典型的な症状が一般的に認められる．

> **重要事項**　動脈解離は，非典型的な胸痛の妊娠女性にはいつも考えておくべきである（特に，高血圧に関連して痛みが肩甲骨にある場合）．

▌病院前管理

　患者の血液循環動態に関係した，痛み，急な息切れ，他の症状や徴候は病院前救急の状態であることを考慮すべきである．十分なABCDEFG評価が問題解決の手助けとなる．これが母体と胎児にとって潜在的な生命を脅かす緊急事態であることを忘れないで欲しい．

産科的初期評価と産科的病歴聴取を行っている間に：
1. 左斜め 15～30° 体位にするか座位を保つ．
2. 患者の臨床状態に応じて，気道確保，維持，保護を行う．
3. 酸素飽和度（SpO_2）が 94％未満の場合は，酸素投与を行う．SpO_2 が 85％未満の場合はリザーバー付き酸素マスクを使用する．それがなければ普通の酸素マスクを使用する．SpO_2 は 94～98％を目標値とする．
4. もし患者に胸痛があるなら，アスピリン 300 mg をかみ砕いて溶かして内服させる．
5. ニトログリセリン（GTN）スプレー 400 mg を舌下に投与する．
6. すぐに救急車に搬入し，直近の病院に搬送する．
7. 受入病院へ事前連絡を行う．
8. 大口径（14G）の留置針で静脈路を確保する（しかし，この処置を現場で行うことによって搬送の遅れがあってはならない）．
9. 必要があれば，中等度～高度の痛みに対して制吐剤とともにモルヒネを静注する．
10. 血糖値測定や 12 誘導心電図を含んだ最低限の観察で評価する．病院前における血栓溶解は，妊娠中は禁忌である．しかしながら，ST 上昇の心筋梗塞と診断された際には，PCI を行うことのできる施設に直接患者を搬送することを考慮する．

重要事項 病院前の血栓溶解は妊娠中禁忌である．

G 妊娠中の呼吸器疾患

定 義

気管支喘息は，妊娠女性の 4～12％にみられる妊娠中に最もよくありふれた呼吸器疾患である（Murphy, et al. 2005）．妊娠中の 1 回換気量は減少し，酸素需要量が増加し，母体は容易に息切れをする．気管支喘息では，気管支痙攣，粘膜肥厚と大量の粘液産生を起こすため，妊娠により低下している換

気能がさらに低下する．気管支喘息の重症度は様々であり，1/3は変化なく，他の1/3は増悪し，残りは改善する（Rey and Boulet. 2007）．2003～2005年の間のCEMACHレポートによると，気管支喘息による4人の母体死亡があった（CEMACH. 2007c）．

移民の集団とHIVの増加により，結核（TB）は再び増加している．2003～2005年のCEMACHレポートによると，結核による2人の母体死亡があった．妊娠中の結核の発症率は，UKOSSによると，10万人の妊婦のうち4.6人である（2005年2月～2006年8月）．

嚢胞性線維症の治療の向上に伴って，この疾病患者の女性がより多く妊娠できるようになってきている．これらの患者は，特に妊娠後期において，呼吸器の問題を呈しやすい．

妊娠中の水痘感染は，水痘肺炎，顕著な呼吸器関連の問題や成人呼吸窮迫症候群（ARDS）につながる高リスクである（10章の肺塞栓と7章の羊水塞栓を参照）．

リスク因子

- 妊娠前からコントロールが不十分な気管支喘息の女性
- 結核の既往のある女性
- 他の呼吸器疾患のある女性
- 最近の移民または亡命希望者
- 肥満女性
- 喫煙者

診 断

患者が妊娠しているかどうかにかかわらず，病院前における気管支喘息の診断は難しくはない．しかしながら，妊娠期間における気管支喘息の予防管理がいまだに十分とはいえないことを示す根拠がある．呼吸困難を訴える妊娠女性の鑑別診断をするために，病院前医療従事者は十分な産科的病歴をとる必要がある．

重要事項 まれではあるが，重度な子癇発作では，主な症状として呼吸困難を呈することがある．

重要事項 ある程度の過換気は，妊娠初期においては正常である．そのため，患者が苦しんでおらず，より重症な病気の疑いがなければ，緊急事態とはならない．

　重大な呼吸器疾患の際，患者は呼吸困難（労作時に悪化）や頻呼吸を呈する．気管支喘息においては，最大呼気流量率を減らす．このことにより，長い文を話すことができなくなり，呼吸補助筋を用いる．そして換気量を増加させるために，三脚の体位を選択する（座位で前傾姿勢を取り，手を大腿部において腕で体を支える姿勢）．

重要事項 呼吸困難の気管支喘息患者において喘鳴の欠如は，状態が悪化していることがあるので，注意が必要である．これは，状態が改善しているのではなく，空気の入りが著明に減少していることを示していることがよくある．

▌病院前管理

　（気管支喘息を含めた）呼吸困難に対する処置の原則は，非妊婦患者と同様である．慢性閉塞性肺疾患は妊娠女性ではまれであり，呼吸器障害には標準的な高濃度酸素が投与されうる．生命を脅かすような気管支喘息の症状を有する患者は，AとBの処置を行いつつ，警告灯とサイレンを使用して迅速に病院へ搬送する．

　産科的初期評価と産科的病歴聴取を行っている間に：
1. 子宮が大静脈を圧迫することでそれ以上に胎児循環に障害を及ぼすことを避けるために，忘れずに母体を左斜め15～30°体位にする．著明な呼吸窮迫があるときには，半座位（斜め45°）にすることが必要かもしれない．
2. 患者の臨床状態に応じて，気道確保，維持，保護を行う．

3. 酸素飽和度（SpO_2）が94％未満の場合は，酸素投与を行う．SpO_2が85％未満の場合はリザーバー付き酸素マスクを使用する．それがなければ普通の酸素マスクを使用する．SpO_2は94〜98％を目標値とする．必要に応じて補助換気を追加する．
4. 生命を脅かすほど重症化した気管支喘息発作の場合は，直近の病院へ遅滞なく搬送を開始する．
5. 生命を脅かすほど急性増悪した気管支喘息発作の場合は，病院へ向かう途中で処置を行う（中等度の発作では状況によって処置する）．
    5.1 症状が繰り返すようであれば，サルブタモール5 mgを酸素投与と同時に継続的に吸入する．
        - 補助換気が必要な患者においては，Tピースやバックバルブマスクに吸入器を取り付けることを考慮する
        - 低換気の患者において，吸入によるサルブタモールの効果がない場合に限り，サルブタモール200μgを静注する．
    5.2 生命を脅かす程に急性増悪した，または重症化した気管支喘息に対するサルブタモールの初期投与時，またはサルブタモール初期投与に反応せずに中等度増悪した場合の2回目の吸入治療には，臭化アトロピンを500μg加える．
    5.3 ハイドロコルチゾン200 mgを緩徐に静注する（中等度から高度の発作の際は，プレドニゾロン60 mgの経口投与を考慮する）．
    5.4 他の薬剤が効果ない場合は，硫酸マグネシウム1.2〜2 gを20分以上かけて静注する．
    5.5 もしマグネシウムが投与できなければ，**極限の状態の患者に対してのみ最終手段として**，アドレナリン500μg筋注（**静注ではない**）を考慮する．
    5.6 気管支喘息発作が遷延している患者において，脱水や粘液栓に対する治療として，細胞外液の静注を考慮する．
6. 警告灯とサイレンを使用して病院へ緊急搬送する．
7. 受入病院へ事前連絡を行う．

表 10-2 女性の PEFR 値

年齢	身長 (cm)	正常 PEFR	下限値	中等度悪化 (予測値 50〜75%)	急性増悪 (予測値 33〜50%)	生命危機 (予測値<33%)
15	152	385	300	193 to 289	127 to 193	＜127
	160	395	310	198 to 296	130 to 198	＜130
	167	400	315	200 to 300	132 to 200	＜132
	175	410	325	205 to 308	135 to 204	＜135
	183	420	335	210 to 315	139 to 210	＜139
20	152	410	325	205 to 308	135 to 205	＜135
	160	420	335	210 to 315	139 to 210	＜139
	167	430	345	215 to 323	142 to 215	＜142
	175	440	355	220 to 330	145 to 220	＜145
	183	445	360	223 to 334	147 to 223	＜147
25	152	420	335	210 to 315	139 to 210	＜139
	160	430	345	215 to 323	142 to 215	＜142
	167	440	355	220 to 330	145 to 220	＜145
	175	450	365	225 to 338	149 to 225	＜149
	183	460	375	230 to 345	152 to 230	＜152
30	152	425	340	213 to 319	140 to 213	＜140
	160	440	355	220 to 330	145 to 220	＜145
	167	445	360	223 to 334	147 to 223	＜147
	175	455	370	228 to 341	150 to 228	＜150
	183	465	380	233 to 349	153 to 233	＜153
35	152	425	340	213 to 319	140 to 213	＜140
	160	435	350	218 to 326	144 to 218	＜144
	167	445	360	223 to 334	147 to 223	＜147
	175	455	370	228 to 341	150 to 228	＜150
	183	465	380	233 to 349	153 to 233	＜153
40	152	420	335	210 to 315	139 to 210	＜139
	160	430	345	215 to 323	142 to 215	＜142
	167	440	355	220 to 330	145 to 220	＜145
	175	450	365	225 to 338	149 to 225	＜149
	183	460	375	230 to 345	152 to 230	＜152

表 10-2　つづき

年齢	身長 (cm)	正常 PEFR	下限値	中等度悪化 (予測値 50〜75%)	急性増悪 (予測値 33〜50%)	生命危機 (予測値＜33%)
45	152	410	325	205 to 308	135 to 205	＜135
	160	420	335	210 to 315	139 to 210	＜139
	167	430	345	215 to 323	142 to 215	＜142
	175	440	355	220 to 330	145 to 220	＜145
	183	450	365	225 to 338	149 to 225	＜149
50	152	400	315	200 to 300	132 to 200	＜132
	160	410	325	205 to 308	135 to 205	＜135
	167	420	335	210 to 315	139 to 210	＜139
	175	430	345	215 to 323	142 to 215	＜142
	183	435	350	218 to 326	144 to 218	＜144

付記：妊婦において，正常 PEFR 値は低いであろう．他の異常所見の有無に基づいて，正常値を下回る値が気管支喘息の急性増悪かどうかを，臨床医は臨床的判断を行うべきである．正常値は Nunn AJ, Gregg I. Br Med J. 1989: 298; 1068-70 から採用した．急性増悪の値は BTS/SIGN，気管支喘息の治療の英国ガイドライン，クイックリファレンスガイド，ロンドン：英国胸部学会，2008 年 5 月に基づいている．

8. 基本的な観察を記録しておく〔最大呼気速度（PEFR）の正常値が書かれている表 10-2 を参照〕．

重要事項　妊娠に伴う生理学的変化によって，肺容量は減少する．最大呼気流量は予測正常値または基準値より減少するだろう．しかしながら，呼吸困難で窮迫している患者に対して，最大呼気流量にかかわらず処置が必要である．

H 妊娠中の薬物不正使用

定 義

　妊娠中における合法または非合法の薬物過剰使用は，出生後の成長と同様に，胎児の生育能力や成長に影響を及ぼす．

　薬物乱用や不正使用は，飲酒，喫煙，大麻，溶媒の煙の吸入の継続や，コカイン，ヘロイン，アンフェタミン，ベンゾジアゼピンといった違法な薬剤を使用することも含まれる．多くの状況において，同一人物が一度に複数の薬剤を用いる．薬物不正使用は，母体死亡率に深く関与する．CEMACH. 2003-2005 レポートにおいて，93 の症例が薬物乱用の問題があり，そのうち 56％は依存症患者と報告されている（CEMACH. 2007c）．薬物依存症の母親の大多数は，他の違法薬物の混合物だけでなく，ヘロインも使用する傾向にある．2005 年の新生児栄養調査でも，17％の母体は妊娠期間中に喫煙を続けたと報告している．

リスク因子

- 社会的に孤立している人（例えばホームレスや大変貧困な環境で生活する人）
- 妊婦健診未受診
- 小児保護計画のケアを受けている他の子どもがいる
- 薬物不正使用の病歴がある
- 妊婦健診の拒否

診 断

　妊娠中に違法な薬物を摂取すると，貧血，多彩な感染症（細菌性心内膜炎，蜂窩織炎，例えば肝炎や HIV といった血液感染）の危険性が高まる．母体が，コカインやヘロインを使用した場合，流産，分娩前出血（特に胎盤早期剝離），胎児発育不全，切迫早産の発症率が顕著に増加する．

　過度の飲酒は胎児だけでなく母体にも影響する．胎児は，発育不全やより特徴的な「胎児アルコール症候群」の危険がある．アルコール酩酊により，

母体と胎児両方に二次的な外傷の危険がある．

　胎児発育不全や分娩前出血は喫煙する母親に起こることが多い．流産率は，非喫煙者と比べると25％増加する．

　薬剤乱用患者は意識消失を呈する場合がある．このとき，その原因が中毒や薬物多量摂取によるものかどうか推定する前に，他の産科的または非産科的原因を除外することが重要である．目撃者や関係者からの病歴の聴取が重要であり，患者の母子手帳を確認すべきである．

病院前管理

　明らかに中毒である妊婦の処置の原則は，体位以外は他の成人と同じである．意識消失の特有な原因によって，患者に必要な処置や搬送先が決まる．一般的な原則は以下の通りである．

1. 左斜め15〜30°体位に保持する．
2. 患者の臨床的状態に応じて，気道確保，維持，保護を行う．必要があれば，必要な体位をとり，吸引や有益な補助を行う．
3. 酸素飽和度（SpO_2）が94％未満の場合は，酸素投与を行う．SpO_2が85％未満の場合は，リザーバー付き酸素マスクを使用する．それがなければ普通の酸素マスクを使用する．SpO_2は94〜98％を目標値とする．
4. 十分なABCDEFG評価が問題解決の手助けとなる．
5. 評価に基づいて，必要に応じて処置・対処を行う．必要があれば薬特有の解毒剤や補助的な処置を忘れずに行う（アヘンに対してナロキソン，ベンゾジアゼピンに対してフルマゼニル，三環系抗うつ薬の過剰投与に対しての重炭酸ナトリウム，βブロッカーに対してのグルカゴン）．
6. ただちに救急車に搬入し，直近の救急病院へ搬送する．
7. 受入病院へ事前連絡を行う．

> **重要事項** 救急車のほとんどは，患者を頭部からまず搬入する．もし，患者が左斜め 15～30°体位となった場合，患者は車の内壁に向くこととなる．患者を足から入れるか，またはもしこれができなければ，常に気道を確認しなければならない．重要なことは，患者を安全に動かすことであり，右側臥位にすることも考慮する．

I 一酸化炭素中毒

▍定 義

　一酸化炭素（CO）中毒は，天然ガスまたは石油ガスの不完全燃焼が起こった後の環境内で発生する．ヘモグロビンは酸素より CO に親和性が高い．結果として，血液中の CO 分子がすぐにヘモグロビンに取り入れられて結合する．これにより，一酸化炭素ヘモグロビンが生じ，酸素を運ぶことができなくなり，結果として組織が低酸素となる．CO は味も臭いもなく，見ることもできないため，特に危険なガスである．

▍リスク因子

　閉鎖空間でのガス吸入による CO 中毒の結果として，英国内で毎年約 50 名が家庭内で死亡している．欠陥のあるガスボイラー，火事（特に送気管の閉塞や不十分な換気），そして煙突が閉塞したなかで木や石炭を燃やしたり，ストーブを点火したりすることが原因となる．排気ガスは CO の強力な発生源であり，閉鎖された車庫では煙がただちに（数分以内に）充満し，その間に中毒症状が生じる．またこのことが自殺の方法にもなる．

　社会的に貧しい人々や高齢者においては，手頃な価格で提供されている通常の暖房設備を購入することが困難であるため，CO 中毒の発生頻度が高くなる．

▍診 断

　軽度の CO 中毒は，患者も医療従事者も風邪やインフルエンザと誤診するかもしれない．つまり，症状としては頭痛，嘔気，めまい，咽頭痛や咳の症

状がある．もし，CO 中毒が欠陥のある家庭機器の原因で起こるならば，家族全員，宿泊施設に宿泊する全員が影響を受けることなる．しかし，これは感染が原因という誤診の可能性を増すだけである．

　中等度の CO 中毒は，混乱，記憶喪失，不調和といった症状が結果として加わる．

　高度の CO 中毒は，頻脈，不整脈，過換気または呼吸困難，精神状態の変化，意識レベル低下や痙攣が起きる．もし処置がされないと，死に至る．中等度から高度な CO 中毒の症状は，心臓系・神経系・呼吸器系疾患と誤診されるかもしれない．

　鑑別診断は，環境因子に基づいて行わるべきである．患者（または一緒に住んでいる人）の上記症状が重複した場合は深く疑う．欠陥のある暖房器具は，家庭において最も CO 中毒の原因となり，寒い時期に長期間暖房器具が使われること，特に暖かい時期の直後や夏の終わりの寒い時期の間が危険である．もし可能ならば，ガス機器の最終点検や煙突掃除をいつ行ったか確認する．

　消防署は CO 探知機を持ってきて，疑われる場合は診断確定を補助すべきである．

　最近市販されているほとんどのパルスオキシメーターは，2 つの光の波長しか探知できず，オキシヘモグロビンと一酸化炭素ヘモグロビンの区別ができないため，一酸化炭素中毒においては頼みにならないことがよくある．結果として，SpO_2 モニターが示す値より実際の酸素飽和しているヘモグロビンの割合は低くなる．Masimo 社製の最近のモニターは，7 つの波長を測定し，オキシヘモグロビンと一酸化炭素ヘモグロビンの区別と両方の測定ができる．

重要事項　母体が CO 中毒であれば，胎児も同様であることを忘れない．

重要事項	ほとんどのパルスオキシメーターはCO中毒において有効ではない．酸素飽和したヘモグロビンの真の値にかかわらず，間違って高い値や100％に近い値を出す．酸素飽和したヘモグロビンの真の値は，SpO_2モニターが示した値より低いことを忘れない．

病院前管理

1. まず何より，自分の安全を考慮する．十分な装備なしに呼吸ができない環境に入ってはいけない．もしレスキューが必要な場合は，自給式呼吸器を用いて，消防隊によってなされるべきである．もし，COが含まれた環境に軽率にも入ったならば，症状が出現しないかどうかにのみ注意を払う．もし症状が起きた場合は，ただちにその場所を離れて，新鮮な空気を求めなければならない．
2. COが混合した環境内での被害者を緊急に移動させるように準備を整える．軽度から中等度の症状では，自己避難が可能である．新鮮な空気を室内に流すため，換気を十分に行う．
3. 横たわった妊婦は，左側臥位または，左斜め15〜30°傾けることを忘れない．
4. 必要があれば，気道確保，維持，保護を行う．ひどく意識レベルの低下した妊婦には，早めに気管挿管を考慮する．
5. 患者の意識がある場合，リザーバー付き酸素マスクをしっかり密着させて高濃度酸素を投与する．患者の意識がない場合や呼吸回数が10回未満または30回を超える場合は，リザーバー付き自己膨張式バックで高濃度酸素を用いて補助換気を行うか，100％酸素の人工呼吸器を考慮する．
6. 気道を確保し，呼吸補助ができ次第，最寄りの救命センターに急いで搬送する．
7. 病院搬送中に，受け入れ病院に事前連絡を行う．
8. 病院搬送中に，静脈路を確保する．

9. 高圧室がある施設への緊急搬送を要することもあることに注意する.

J 妊娠中の強姦と性的暴行

定　義

　性的違反条例 2003 で，強姦は，同意なしに，ペニスを他人の腟，肛門，口に挿入することと定義された.

　現在条例のなかで，強姦犯罪の文脈内で「同意」は定義されている．好んで合意すれば同意したと言えるし，選択する自由と受容能力が必要である．被害者が身体的に抵抗したことは，法律は問うてはいない．道理にかなった同意であるという信念も被告人は示さなければならない．この信念が道理にかなっているかどうか決める際，性的行為に同意したことを被告人が示そうとするいくつかの手順を，陪審員は考慮しなければならない．被害者が，意識がない，薬物中毒，誘拐された，脅されている，ひどい危害の恐れがあった場合は，性的活動に同意できないと推定されるし，被告人は被害者が同意していると道理をわきまえて信じることもできないと推定される．性的暴行の定義は，強姦と同様に体の一部や何かを他人の腟や肛門へ意図的に性的挿入することであり，被害者は挿入の同意をしていないし，被告人は同意があったという道理にかなった信念を示すことができない（Crown Prosecution Service. 2009 年 3 月）.

リスク因子

　強姦の多くのケースは，彼女にとっては赤の他人である男性からによるものであると多くの人は考えているが．実際は，強姦の被害者の多くは，加害者を知っている．既婚者は，夫から強姦されうるし，他の確立した関係の中にでも強姦は起こりうる．被害者は，知人または見知らぬ人から強姦されるかもしれない．性的暴行の多くの被害者（おそらくは大多数）は被害を警察に届けていない.

診　断

　診断は聞いた話に基づいて診断されるべきである．しかしながら，責めら

れるのではないかという間違った考えがあるかもしれず，強姦被害者は何が起きたかを話したがらない．結果として，患者が性的暴行の被害者であるかもしれないという状況証拠に救急隊員は注意を払わなければならない．傷害が起きたときの状況と実際に認められる傷害の状態とが合致しない場合，裂けている衣服がある場合，調べられることを渋る場合，男性スタッフ，友人，家族と一緒にいることを心配する場合などは，すべて強姦との関連で起こる可能性がある．最終的には，患者の願いが尊重されなければならないし，もし犯罪を報告することを願わないのであれば，医療従事者はこれを覆すことはできない．しかしながら，精神的なサポートを含め，すべての十分な処置を施されるなかで，けがの本当の原因を巧みにつきとめるべきである．

　強姦は，とても深い心の傷として残るできごとである．患者は混乱を呈する．例えば，泣いたり，神経質になったり，恐怖におののいたり，不適当に笑うかもしれない．また医療従事者に敵対心を持ったり，感覚が鈍麻になったり，引きこもったりするかもしれない．被害者は通報が遅れるかもしれないし，その前にシャワーを浴びたり，着替えるかもしれない．強姦被害者は精神的な後遺症や妊娠による症状に加えて，腟や肛門への外傷や暴行によってより一般的な外傷をこうむる．腟からの出血は局所の外傷や，前置胎盤，（まれではあるが）胎盤早期剥離に続いて起こる．いかなる身体診察も，重傷な外傷を見つけるのに限界があり，理想的には女性医療従事者によって行われるべきである．診察に対する患者の同意は常に得て，希望を尊重すべきである．

病院前管理

1. けがや疾病を見つけるとともに，必要あればABCの処置を行う．
2. 患者との信頼関係が構築されたら，病院に引き渡すまでその同じ医療者が患者と同席する．ひどい身体的傷害がなければ，病院前の医療者ができるのは情緒的なサポートが最も価値がある介入である．
3. 患者の同意のもと，警察はただちに接触するだろうが，警察署よりも適切な救命センターへ搬送されるべきである．もしこのような場面に

要請があった場合，警察は救急車内で患者に付き添いたいと希望するだろう．繰り返すが，これは患者の同意が必要である．
4. 犯罪が起きていることを忘れない．警察官と同席することを被害者が最初拒むかもしれないが，気が変わるかもしれないので，いかなる証拠も失われないようにする．証拠を失わないためには，被害者が腟洗浄器を用いて洗浄したり，排尿したり，着替えたりすることを避けるように気を利かせて勧める．医療従事者が衣服を脱がすのは，患者を安全に診察する必要があるときだけであり，衣服のなかのいかなる被害も記録すべきである（例えば重症なけがを見落とさないように衣服を切断する）．
5. 外傷の様子や被害者が述べる暴行の状況についての情報について，注意深く記録をする．両方とも被害者が警察に提出すると決めた証拠になるかもしれない．
6. 特有な外傷や産婦人科的問題を取り扱うのと同様に，病院での処置は患者が性感染症の被害を受けた可能性を考え，適切に予防をし，精神的なサポートを提供する計画を立てる．患者の同意のもと，衣服と同様に，爪のなかの引っ掻いた組織，陰毛，精液といった警察の証拠収集の手助けも病院職員は行う．

キーポイントのまとめ

- 多くのてんかん患者の不十分な治療が，妊娠期間中に発作を引き起こす．子癇発作は常に可能性として考えておかなければならない．
- 血行動態が不安定となり，突然，説明のつかない頻呼吸，呼吸困難，胸痛や頻脈が出現した場合，肺塞栓を疑う．
- 妊娠期間中に，糖尿病のコントロールを良好に保つことは難しい．これは，妊娠生理学，または患者の協力（理解）が乏しいことによるかもしれない．
- 妊婦の外傷において，大出血の明白な症状は，循環血漿量の50％近くを失わないと現れないだろう．
- 母体死亡の原因は，他の原因より心臓によるものが多い．

- 特に，急性冠症候群は，肥満やヘビースモーカーの女性では考えなければならない．
- 気管支喘息の症状は，1/3 は不変であるが，1/3 は増悪し，残りは改善する（Rey and Boulet. 2007）．
- 急性精神障害や自殺の発生のほとんどは，妊娠の最期の 3 カ月と，出産後の初めの 90 日間で起こる．
- 妊娠期間中の合法・非合法の薬剤不正使用は，母体にも胎児にも多彩な副作用をもたらす．
- 母体が CO 中毒となった場合，胎児も同様であることを忘れない．
- CO 中毒において，ほとんどのパルスオキシメーターは有効ではないといわれている．酸素飽和したヘモグロビンの真の値にかかわらず，間違った高い値，100％に近い値を示す．
- SpO_2 モニターが示した値よりも酸素飽和したヘモグロビンの値は低いことを覚えておく．

〈加藤一朗〉

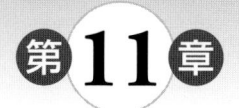

第11章
妊娠中の心停止とショック

> **目標**
>
> この章を読むことによって，病院前における下記2つの病態の原因と管理方法を明らかにして，説明できるようになることを目標とする．
> - 妊娠中の心停止
> - 妊娠中のショック
>
> この章では妊娠中の心停止とショックの原因，診断，治療について解説する．成人の心停止の管理については定期的に改訂される英国蘇生協議会によるガイドラインで詳しく解説されており，この章では妊婦特有の相違点についてだけ議論する．
> さらに，下記についても理解しておくべきである．
> - 死戦期帝王切開（perimortem Caesarean section）の役割
> - いつ死戦期帝王切開を考慮すべきか

A 妊娠中の心停止

妊娠中の心肺蘇生の原則

　一般に，妊娠のどの時期であるかにかかわらず，妊婦の心肺蘇生プロトコルは一般成人の心停止に対するものと同じである．しかしながら，妊娠第3三半期においては，蘇生の効果を最大にするためにはいくつかの点に留意する必要があり，また患者は1人ではなく2人であると認識しなければならない．

胎児はかなりのレベルの低酸素に耐えうるとはいえ，酸素化された血液の供給は母体に依存している．したがって，たとえ母体が救命困難であると思われても，母体の蘇生は速やかに開始し，病院前の環境では中止すべきではない．それが母児双方の救命の可能性を最大にする．

> **重要事項** 病院前では，母体への蘇生を差し控えたり，中止してはならない．それは母児が生存するチャンスを失わせるかもしれない．

リスク因子

下記は妊婦死亡の最大のリスク群である（CEMACH. 2004）．
- 社会的に不利な状態
  - 両親がともに失業中であると，死亡のリスクは職業がより安定した群と比較して最大20倍になる．
  - シングルマザーは，安定した夫婦関係にある母親と比較して死亡のリスクが3倍以上になる．
- 貧困
  - イングランドの最も貧しい地域に住む女性は，他のより裕福な地域に住む女性と比較して死亡率が45％高い．
- 少数派民族
  - 白人以外の民族集団は死亡のリスクが3倍になる．
  - アフリカ系黒人女性（特に政治的亡命希望者と最近の難民）は妊婦ケアへのアクセスが困難なために，死亡率は白人女性の7倍になる．
- 妊婦健診を未受診
  - 死亡する妊婦の20％は，22週以降になって初めて妊婦健診を受診，もしくは4回以上健診に来ていない．
- 肥満
  - 死亡する妊婦の35％は肥満である．
- DV（ドメスティックバイオレンス）
  - 死亡する妊婦の14％はDVの被害者である．

A　　　　　　　　　　　　B

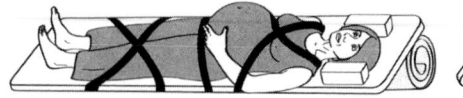

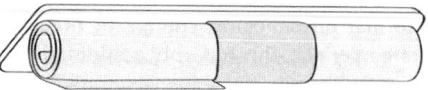

背面から見た図．15〜30°傾ける．

図 11-1 バックボード上において左斜め 15〜30°体位を保持

- 薬物依存
  - 死亡する妊婦の 8％は薬物依存である．

病院前管理

a．気道と体位

大動静脈の圧迫のリスクがあるため，患者の身体を左斜め 15〜30°体位とする（図 11-1）か，蘇生を開始する時点でチームメンバーの 1 人が用手的に子宮を左側圧排しなければならない（図 11-2）．

それが不十分だと，酸素化された血液を母体と胎児に循環させることができない．ときには子宮を移動させることで，心停止と誤認していた大動静脈の圧迫による失神であったことがわかることもある．

特に妊娠の後期では，胃食道括約筋の弛緩，胃内容排出の遅延，胃内圧の上昇，胃酸の pH 上昇により，胃内容逆流と誤嚥性肺炎のリスクが飛躍的に高まる．そのため，カフ付きチューブでの気管挿管による早急な気道確保が必須である．

> **重要事項**　意識レベルの低下した妊婦では，早急にカフ付きチューブでの気管挿管による気道確保を行うべきである．

しかしながら，妊娠後期の妊婦への気管挿管は，下記の理由で非常に困難を伴うことがある．

1. 生えそろった歯
2. 短く，太くなった（浮腫状の）首
3. 大きくなった乳房

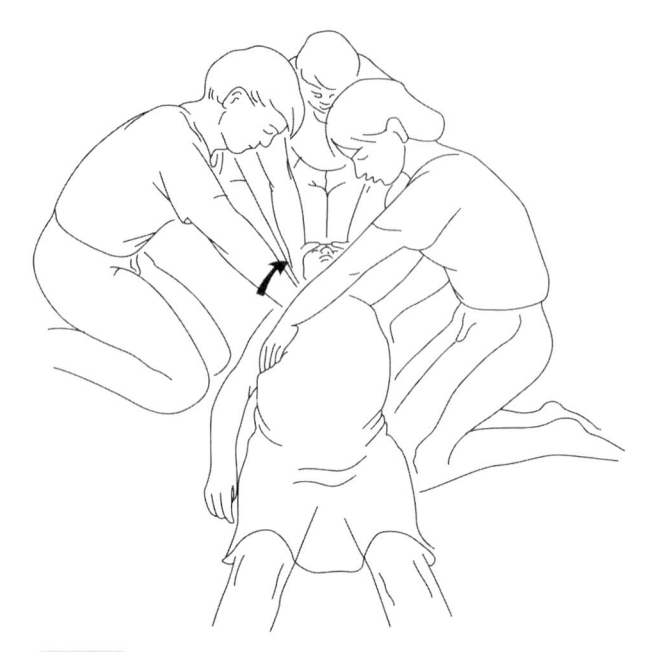

図 11-2 用手的に子宮を左側圧排（子宮を左側に持ち上げ支える）

4. 上気道の浮腫（もしも高血圧性疾患があれば）
5. 挿管中の胃内容逆流のリスク

妊娠後期の患者に対する気管挿管の方策はいずれも，誤嚥のリスクを減らすために喉頭鏡の挿入から気管チューブのカフを膨らませるまでの時間を最小限にするのが目的である．そのため，すべてが"クラッシュ"挿管である（Box 11.1）．

Box 11.1　妊婦に対する気管挿管の方策

（訳注：ここでは，日本ではあまり一般的ではないガムエラスティックブジーを用いた気管挿管について解説されている）
1. 身体を左に 15〜30°傾け続けるのを忘れない．

2. カフなしの器具での換気では胃内容逆流の危険性を高めるため，バッグバルブマスクによる換気では換気量を最小限にし，可能な限り迅速に気管挿管に移行する（患者を過換気にしようとして時間を浪費しない）．
3. 吸引チューブを使えるようにして患者の肩の下に置いておく．内径の太いチューブを使用し，気管内カテーテルを使用しない．
4. クラッシュ挿管のための気管チューブを準備する．短く切り，シリンジをつけておき，固定台，固定用テープを用意する．
5. 1サイズ小さいチューブを2本目として上記と同じように用意しておく．これは喉頭浮腫があったときに必要になるかもしれない．
6. 気管チューブのイントロデューサー（ブジー）を使えるように準備し，先端をJ字型（肘型）に曲げておく．**病院前ではブジーを必ず使用する．**
7. No.4の喉頭鏡を使用するようにする．
8. 少なくとも1つの枕かそれに類したものを使用して，患者の頭部をスニッフィングポジションにする（頸椎損傷の疑いがなければ）．
9. 妊婦への喉頭鏡の挿入は非常に難しいかもしれない．喉頭鏡のブレードをハンドルから外し，ブレードだけを挿入し，口に入れたブレードに後からハンドルをつけることでうまくできることがある．
10. 胃内容逆流のリスクが高いため，介助者はセリック法を行うべきである．セリック法は輪状甲状軟骨圧迫とは異なり，輪状軟骨の上と同じように首の下にも手を入れなければならない．この手技は食道を圧迫して逆流のリスクを最小限にするのに役立つと同時に，声門を視認しやすくする利点をもある．**セリック法は気管チューブが正確に挿入されてカフを膨らませるまで中止してはいけない．**
11. 声門が最もよく見えるように喉頭展開を行う．
    11.1 喉頭蓋と，理想的には披裂軟骨が常に見えるようにすべきである．
    11.2 ブジーの先端を視野に入れながら，凹みを上にして正中に進めていく．
    11.3 ブジーの先端が喉頭蓋の後方と，可能であれば披裂軟骨の前方を通過するのを確認する．
    11.4 ブジーの先端が喉頭蓋を通過したら，喉頭蓋の裏側を通過するように前方ではなく正中に進めていく．
    11.5 ブジーの先端が声門に入ったら，ブジーが気管軟骨にあたる"クリック"か，気管壁に当たって進まなくなる"ホールドアップ"を感じる．これは挿入が正常に行われたことを示唆するが，正常な位置にあることを100％保証するものではない．**しかしながら，クリックもホールドアップも感じなければ，それは食道内に挿入されたことを意味する．**

11.6 ブジーをしっかり保持し，**喉頭展開を続ける．**
  11.6.1 介助者に気管チューブをブジーの近位端に通すように指示する．
  11.6.2 ブジーの近位端が再度現れたら，介助者はそこをしっかりと握り，ブジーをコントロールしながら気管チューブを慎重に進めていき術者に渡す．
  11.6.3 気管チューブを慎重にブジーに沿って進めていき（"鉄道のように"），声門を通過するときにはブジーを動かさないように気をつける．
  11.6.4 **チューブを反時計方向に 90°回転させてベベルを下向きにすることで，うまく挿入できる可能性が非常に高まる．**この操作をするときにはブジーも同じ方向に回転するが，気管内で前後には動かないようにする．
11.7 気管チューブが完全に入ったら，しっかりとチューブを保持して介助者にブジーを抜いてもらう．
11.8 喉頭鏡を抜く．
12. すぐにカフをふくらませる．そして気管チューブが正しい位置にあることを，肺野と心窩部の聴診と胸壁の動きの観察で確かめる．
13. チューブをしっかりと固定する．気管チューブの先端は，一度固定しても 6.0 cm は動き，これは気管から抜けてしまうのに十分である．
14. 食道挿管感知器（図 11-3）や波形表示のある呼気 CO_2 モニターを用いてチューブ位置の再確認をする．患者を移動させるたびに再チェックする．
15. 意識レベルの不良な患者では，適切なサイズの口咽頭エアウェイを気管チューブに並行してバイトブロックとして挿入する．
16. 挿管を行うときには，最後のマスク換気から，挿管後の換気までが 30 秒以内となるようにする．20 秒が経過して気管チューブが声門を通過していなかったら，いったん手技を中止してより熟練した術者に交代することを考える．あるいは，気管挿管を中止し，慎重に逆流を観察しながらラリンギアルマスク（LMA）を使用する．もし換気できなかったり，逆流が生じれば（胃内容物が LMA 内にあふれたら），外科的輪状甲状靱帯切開に移行する．他の方法での気道管理を行わずに気管挿管を試みてよいのは 2 回だけである．

　カフ付きチューブでの気管挿管は気道管理のゴールドスタンダードであり，妊婦では酸性度の高い胃内容物の逆流や誤嚥のリスクが高いことから特に正当といえる．しかしながら，それは特に妊娠第 3 三半期の患者では困難を伴う手技である．そのため，もしもうまく実施できない場合は代替手段を

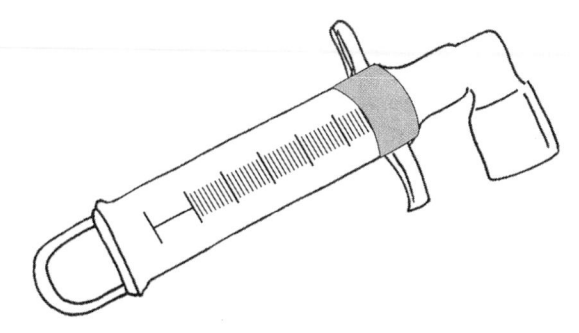

図 11-3 食道挿管感知器（EDD）（訳注：日本では上図のものとは異なるバルブ型のものが一般に使用されている）

考慮すべきである．

- **ラリンギアルマスク（LMA）**：LMA の挿入には声門を視認する必要がないため，気管挿管よりも要求される技術は低い．実際のところ，BLS レベルの実施者により使用されることが増えつつある．陽圧換気でも胃を膨張させず，逆流の可能性を減らすため，鼻咽頭，口咽頭エアウェイよりも安全で効果的と考えられている．しかしながら，もしも胃からの逆流が生じれば，標準的な LMA は挿管チューブに比べて誤嚥を防ぐ効果は低い．さらに，声門を密閉する力も比較的弱く，換気には低い圧しか用いることができない．これは胸壁のコンプライアンスが通常より低下し，挙上した横隔膜により肺が圧排されている妊娠後期の妊婦では特に問題となる．そのため，妊婦への LMA の使用は気管挿管を行う技術がない場合か，不成功に終わった場合に限るべきである．最近の LMA にはプロシールと呼ばれる，より効果的に誤嚥を防ぎ，高い圧での換気を可能にするモデルがある．プロシールでは後方にカフが追加されて，より確実に LMA を奥に位置させて声門を密閉したり，細い胃管を挿入して胃の減圧をはかることができる．ディスポーザブルの製品も現在では販売されている．
- **コンビチューブ**：コンビチューブは LMA と同様に声門を視認せずに挿

入できるダブルルーメンの器具である．陽圧換気ができることに加えて，近位と遠位のカフにより誤嚥を防ぐのにも効果的である．換気は挿入した際のチューブの位置によって，短い方の下咽頭チューブで行うか（ほとんどの場合がこちら），まれに長いカフ付きチューブが気管に入った場合はそちらで行われる．コンビチューブ使用後のまれな合併症として食道損傷が報告されている（おおよそ1,000例に3回）．またコンビチューブは身長5フィート（152 cm）以上の患者にしか使用できない．残念ながら，英国ではコンビチューブの使用経験がとぼしく，米国以外では広くは使用されていない．

b. 呼 吸

前述したようにバッグバルブマスクでの換気は陽圧換気による胃の膨張とそれに続く内容物の逆流，誤嚥の危険性のために避けるべきである．さらに胸壁のコンプライアンスの低下と横隔膜の挙上により，肺の拡張のためにより高い換気圧が必要になっていることもまた，胃の膨張，逆流，誤嚥の危険を高める．そのため，換気はカフ付きのデバイスを用いて行われるべきである（気管チューブ，ラリンギアルマスク，コンビチューブ，あるいは最後の手段として輪状甲状靱帯切開）．

妊娠中には代謝の需要が増しているため，適切なリザーバー付き酸素マスクか人工呼吸器を用いて，換気には最大限の高濃度酸素を用いるべきである．母児の脳血管の収縮や拡張を避けるため，二酸化炭素濃度は正常に維持されなければならない．そのための適正な換気回数と換気量を設定するには，波形表示のある呼気二酸化炭素濃度モニター付きの人工呼吸器が有用である．

> **重要事項**　妊娠中の患者の換気にバッグバルブマスクや鼻咽頭，口咽頭エアウェイを用いることは，逆流と誤嚥のリスクがきわめて高く賢明ではない．その代わりにカフ付きデバイス（気管チューブ，ラリンギアルマスク，コンビチューブ）を使用すべきである．

c. 循　環

　妊娠第3三半期の妊婦に仰臥位で胸骨圧迫を行っても，大動静脈の圧迫により適切な心拍出量を得られないことが多い．他の救助者が来るまでの間の簡単な方法として，自分の膝を患者の右胸壁の下に入れて患者の身体を傾けることで，子宮を左側に移動させながら1人で胸骨圧迫ができる．

　可能な限り早く（必要な資器材が到着して最初の処置を開始すると同時に），患者をバックボードに固定して左斜め15～30°体位に保持する．その下には，きつく巻いた毛布などの変形しにくいものを入れて支えるべきである．そうすれば胸骨圧迫を行うときにぐらつかないようにもなる（図11-1）．重力で患者の姿勢が変わり気道が閉塞するのを避けるためヘッドイモビライザーは使用すべきである．バックボードがない状況ではさらなる援助者が到着した時点で，1人がずっと用手的に子宮を左側圧排する役目につく．

> **重要事項**　妊娠第3三半期の妊婦に仰臥位で胸骨圧迫を行っても，大動静脈の圧迫により適切な心拍出量を得られないことが多い．

　他の点については，処置やACLSの心停止に対するプロトコルは妊婦と一般成人とで変わりはない（図11-4）．心臓蘇生法（CPR）における胸骨圧迫と人工呼吸の比率，除細動器の電極の位置やエネルギー量，薬剤の投与量に変更はない．しかしながら，2分間の30：2のCPR（5サイクルの30：2のCPR）が2回終了しても心停止から回復しないときは，CPRを継続しながらただちに直近の緊急帝王切開可能な産科施設へ搬送すべきである．たとえ母体の予後が不良であると考えられても，胎児は生存できるかもしれないので，CPRは病院前では中止すべきではない．CPRの遅延や中断は母児双方の救命の可能性を著しく低下させる．

> **重要事項**　妊娠中の心停止における初期心電図波形で最も多いのはPEA（無脈性電気活動）である．

　妊婦の外傷患者においては，大量出血に続く心停止には迅速な外科的治療が必要となる．実際には，妊娠24週以降の妊婦で4分間のCPRに反応しな

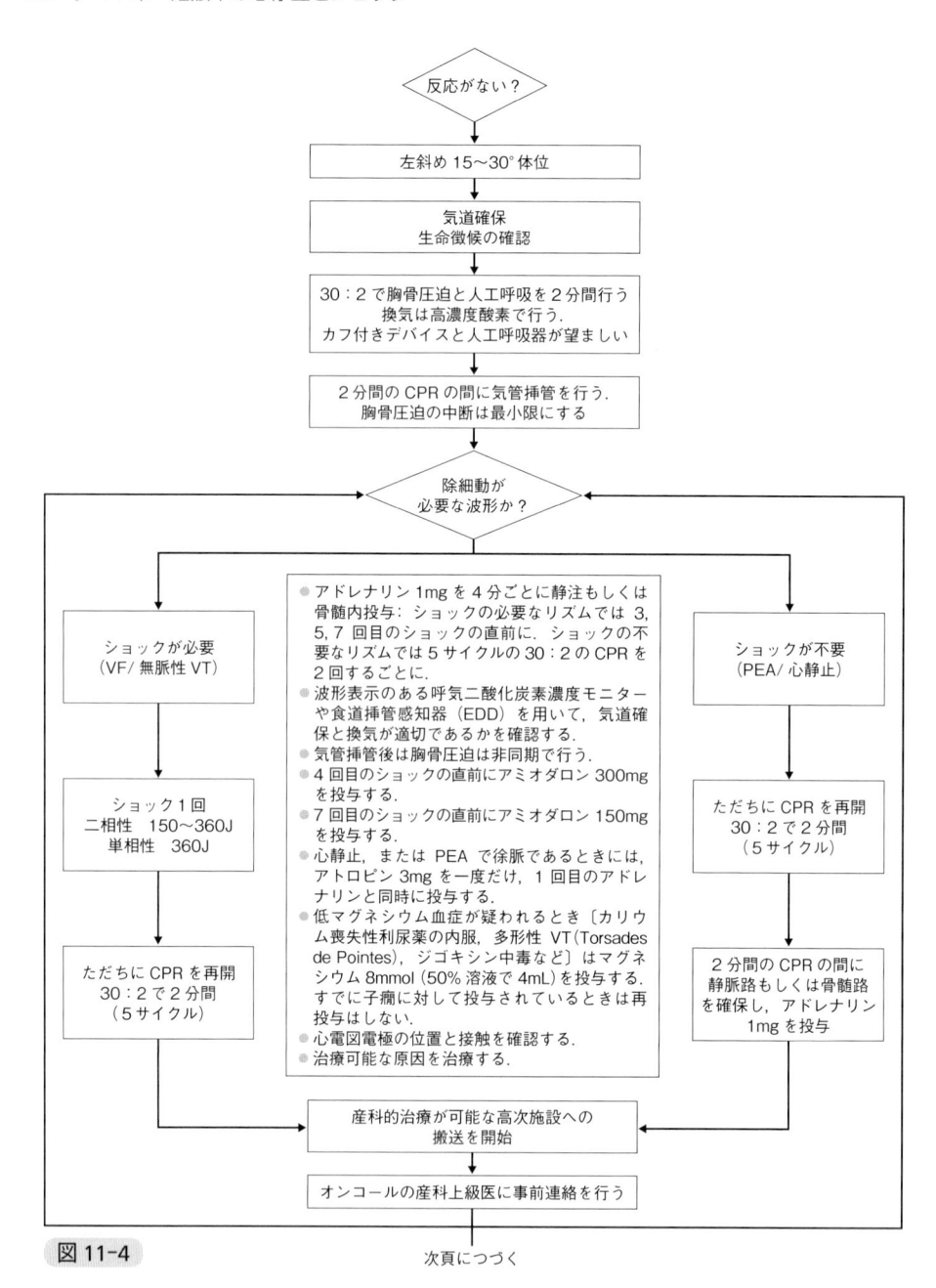

11章　妊娠中の心停止とショック

```
          ┌─────────────┐
          │  反応がない？ │
          └──────┬──────┘
                 ↓
       ┌──────────────────┐
       │  左斜め15〜30°体位  │
       └─────────┬────────┘
                 ↓
       ┌──────────────────┐
       │     気道確保      │
       │   生命徴候の確認   │
       └─────────┬────────┘
                 ↓
   ┌──────────────────────────────┐
   │ 30：2で胸骨圧迫と人工呼吸を2分間行う │
   │    換気は高濃度酸素で行う．        │
   │ カフ付きデバイスと人工呼吸器が望ましい │
   └──────────────┬───────────────┘
                  ↓
   ┌──────────────────────────────┐
   │ 2分間のCPRの間に気管挿管を行う．    │
   │  胸骨圧迫の中断は最小限にする       │
   └──────────────┬───────────────┘
                  ↓
           ┌──────────────┐
           │   除細動が    │
           │ 必要な波形か？ │
           └──────┬───────┘
```

ショックが必要（VF/無脈性VT）
- ショック1回
  - 二相性　150〜360J
  - 単相性　360J
- ただちにCPRを再開
  - 30：2で2分間
  - （5サイクル）

中央ボックス:
- アドレナリン1mgを4分ごとに静注もしくは骨髄内投与：ショックの必要なリズムでは3, 5, 7回目のショックの直前に．ショックの不要なリズムでは5サイクルの30：2のCPRを2回するごとに．
- 波形表示のある呼気二酸化炭素濃度モニターや食道挿管感知器（EDD）を用いて，気道確保と換気が適切であるかを確認する．
- 気管挿管後は胸骨圧迫は非同期で行う．
- 4回目のショックの直前にアミオダロン300mgを投与する．
- 7回目のショックの直前にアミオダロン150mgを投与する．
- 心静止，またはPEAで徐脈であるときには，アトロピン3mgを一度だけ，1回目のアドレナリンと同時に投与する．
- 低マグネシウム血症が疑われるとき〔カリウム喪失性利尿薬の内服，多形性VT（Torsades de Pointes），ジゴキシン中毒など〕はマグネシウム8mmol（50％溶液で4mL）を投与する．すでに子癇に対して投与されているときは再投与はしない．
- 心電図電極の位置と接触を確認する．
- 治療可能な原因を治療する．

ショックが不要（PEA/心静止）
- ただちにCPRを再開
  - 30：2で2分間
  - （5サイクル）
- 2分間のCPRの間に静脈路もしくは骨髄路を確保し，アドレナリン1mgを投与

↓
┌────────────────────────┐
│ 産科的治療が可能な高次施設への │
│   搬送を開始   │
└────────────┬───────────┘
             ↓
┌────────────────────────────┐
│ オンコールの産科上級医に事前連絡を行う │
└────────────────────────────┘

図11-4　次頁につづく

治療可能な原因
- 低酸素症（Hypoxia）
  気道開通の確認, 高濃度酸素, 適切な換気
- 循環血液量減少（Hypovolemia）
  晶質液を 250mL ずつ脈拍が改善するまで投与する.
- 低／高カリウム血症（Hypo/hyperkalaemia）
  10% 塩化カルシウムを 10mL 静注を高カリウム血症（T 波の増高, wide QRS, 徐脈）に対して効果が出るまで繰り返す. 低カルシウム血症, カルシウム拮抗薬の過量投与, マグネシウムの過量投与（例：妊娠高血圧症候群の治療中）
- 低体温（Hypothermia）
  30℃に復温するまではアドレナリンと他の薬剤の投与を差し控える. 30℃以上では投与間隔を 2 倍にする. 30℃までは除細動は 3 回までにとどめる. 濡れた衣類を除去する. 毛布を使用する. 救急車内を暖かくする. 40℃に加温した輸液と加温加湿した酸素を投与する. 32〜34℃を復温の目標とする.
- 緊張性気胸（Tension pneumothorax）
  12 ゲージ針での脱気
- 心タンポナーデ（Cardiac tamponade）
  穿通性外傷で 10 分前に生命徴候があれば開胸術, もしくは外科治療可能な施設への迅速な搬送
- 中毒（Toxins）
  特異的拮抗薬, 補助的な薬剤. 例：オピオイドに対するナロキソン, ベンゾジアゼピンに対するフルマゼニル, 三環系抗うつ薬に対する重炭酸
- 血栓症, 塞栓症（Thrombosis / embolism）
  羊水塞栓症に対しては輸液を負荷, 迅速に病院へ搬送する.

図 11-4 産科心停止における ACLS アルゴリズム〔Adapted from Resuscitation Council（UK）. Adult Advanced Life Support Algorithm. Available at:http://www.resus.org.uk/pages/gl5algos.htm. Accessed 1 August 2008.〕

ければ, 可能な限り早く死戦期帝王切開（perimortem CS）を行うのが目標となる. したがって, そのようなケースでは患者はバックボードに乗せて左斜め 15〜30°体位にするべきである. そして現場では気道を確保し, CPR を継続しながら, 経験豊富な産科上級医のいる直近の病院へ遅滞なく搬送すべきである. 現場で静脈路を確保することによって搬送の遅れがあってはならない. 静脈路確保は病院への搬送途中で行うべきであり, 収縮期血圧 100 mmHg を維持するように細胞外液を 250 mL ずつ投与する. もし収縮期血圧が 100 mmHg 以上になれば, 下記のような他の大量出血を示唆する所見がないかぎり, 止血している凝血塊が剥がれないように輸液を制限して, 再出血のリスクを減らす.

- 500 mL 以上の外出血
- 意識状態の変化
- 脈拍異常

重要事項 重症の疾患もしくは外傷の妊婦の搬送のときには，必ず受入先の産科部門に事前情報を送る．理想的には，オンコールの産科上級医に直接話す．

重要事項 妊娠 24 週以降では，蘇生に反応しないままで現場滞在時間が 4 分以上になると，母児の救命の可能性が劇的に低下する．

〈村井　隆〉

B 死戦期帝王切開

■定　義

　死戦期帝王切開とは，妊娠 24 週以降の母体心肺停止症例に適用される特殊な帝王切開であり，4 分間の適切な心肺蘇生に反応しない場合に行われる．死戦期帝王切開の主目的は母体の蘇生を促進し母体の生存率を最大限に高めることである．児が助かる可能性もあるが，それはこの手技の主目的ではない．死戦期帝王切開は，たとえ胎児が死亡していることがわかっている場合でも，母体のために考慮されうる．心肺停止が起きた時期が妊娠満期（37 週以降）に近いほど，胎児が助かる可能性は高まる．しかしながら，妊娠 24 週（5〜6 カ月）以降であればいつでも，死戦期帝王切開の選択が考慮されうる．

　母体の循環虚脱を引き起こすあらゆる原因が心肺停止を起こす可能性がある．最も一般的な原因の 1 つは産科大出血である．原因にかかわらず，左斜め 15〜30°体位での心肺蘇生を開始すべきであり，患者が蘇生するか病院に到着するまで継続する．母体および胎児が助かる可能性を下げることになるため，心肺蘇生を中断したり中止したりするようなことはあってはならない．

　死戦期帝王切開を行うことの根拠となるような，公開されているエビデン

スはほとんどない．しかしながら，生理学的に死戦期帝王切開は4分間の心肺蘇生に母体が反応しない場合に推奨される．理想的には5分以内に完遂されるべきである．この時間内に完遂できれば，母体と胎児が助かる可能性は最大限に高まる．1つのレビューによると，5分以内に娩出された胎児は70％が神経学的に後遺症を認めなかった．当然ながら病院前での心肺停止の場合は，この時間を達成することはほぼ不可能である．しかしながら，母体心停止後20分以上経過してから死戦期帝王切開が行われ，胎児が障害なく生存したという症例が報告されている．死戦期帝王切開が遅れた場合，母体の予後はきわめて不良かもしれないが，胎児が生存する可能性があるため心肺蘇生を搬送中も継続すべきである．搬送はできるだけ迅速に行うべきである．

リスク因子
- 母体の循環虚脱を引き起こすあらゆる原因が心肺停止を起こす可能性がある．
- 肥満は，母体の循環虚脱を起こす多くの原因に関わる特定のリスク因子である．

診 断
標準的な評価方法で母体心肺停止を診断し，心肺蘇生を開始する．死戦期帝王切開は妊娠後期のいかなる原因の心肺停止症例であっても，4分間の心肺蘇生にも反応が認められない場合に考慮すべきである．このタイムスケールを知ることにより，病院前からの搬送を迅速に行うことを促すかもしれない．

> **重要事項** 妊娠24週以降の母体心肺停止症例では，持続的な心肺蘇生を行いながら病院に迅速に搬送することが推奨される．

病院前管理
1. 左斜め15〜30°体位での心肺蘇生を開始する．
2. 産科上級医が待機している病院の救急診療部へ警告灯とサイレンを使用して迅速に搬送をする．

3. 病院に情報伝達する：病院到着時に産科上級医にその場に来てもらうように頼むことを忘れない．
4. 搬送中は心肺蘇生を絶え間なく継続する．
5. 静脈路が確保されていない場合：搬送中に確保することを考慮する．

重要事項 病院前で心肺蘇生が開始された場合，産科上級医に病院到着予定時刻には，その場にいてもらうように頼んでおく．

追加情報として，死戦期帝王切開の手順を Box11.2 に盛り込んである．死戦期帝王切開を施行する際の外科手技には，通常の帝王切開時に使用する器械をほとんど必要としない．最も重要な要素は，帝王切開の実行を決断することである．

Box 11.2　死戦期帝王切開の手順
（これは病院内において，適切な資格のある医師により行われる場合に限る）

1. 帝王切開を行うことを決定する．心肺蘇生は継続する．
2. 新生児蘇生の可能性を考慮し準備を行う．
3. 滅菌手袋を着用し基本的な皮膚前処置を行う．
4. 麻酔科医は不要である（患者は心肺停止状態で意識はない）．
5. 迅速開腹：適切な腹壁切開と子宮切開．
6. 胎児を娩出する：評価と蘇生のために手渡す．
7. 胎盤はそのままにしておく：心肺停止状態のため出血は最小限である．
8. 開腹されているので経横隔膜的な心臓マッサージを考慮する．
9. 蘇生に成功した場合は，麻酔科医による全身麻酔を行う．
10. 胎盤を剥離し子宮を修復し閉腹する．

C 妊婦のショック

■ 定　義

ショックとは，酸素化された血液の組織灌流が破綻することと定義される．出血による循環量減少（循環血液量減少性ショック），毛細血管の透過

性が亢進することにより循環血液が間質腔に移動（敗血症性ショック），循環システムのポンプ障害または閉塞（心原性ショック），重度のアレルギー反応（アナフィラキシーショック），神経システムの障害（神経原性ショック），重度のストレス（心因性ショック）がある．

▌リスク因子

- 併存する心疾患（心原性ショック）
- 血栓塞栓症や羊水塞栓症（心原性ショック）
- 非産科的感染症や生殖管の敗血症（敗血症性ショック）
- 外傷（循環血液量減少性ショック）
- 産科出血（循環血液量減少性ショック）
- 子宮内反症（神経原性または循環血液量減少性ショック）
- 異所性妊娠破裂（循環血液量減少性ショック）
- 不全流産（神経原性または循環血液量減少性ショック）
- オピオイドによるヒスタミン遊離作用または他の薬剤アレルギー（アナフィラキシーショック）

▌診 断

> **重要事項** 妊娠の正常な生理学的変化（血漿量と赤血球容積の増加）によりしばらくの間は代償される．このためバイタルサインの変化が最小限になり，診断が困難になるかもしれない．常に目に見えない内出血を疑うことが必要である．

　分娩後大出血と産道の外傷による外出血は目に見えて明らかであり，見た目から出血量を推定することができるかもしれない．しかし，分娩後大出血においても目に見えない出血が起こっている場合がある．

　異所性妊娠破裂や常位胎盤早期剥離では多くは内出血で表面化していない．妊婦の患者は，最初は循環血液量減少に対してバイタルは代償される．しかし，もしバイタルに異常があるのであれば，病院前の医療従事者は目に見えない出血が起こっていることを念頭において詳細な病歴を聴取すべきである．

11章 妊娠中の心停止とショック

産科患者におけるショックの鑑別診断の概要については表 11-1 をご覧頂きたい．

> **重要事項**
>
> 妊婦に出血が起きた場合，母体循環を維持するための主なメカニズムは，子宮への血流を制限することである．これは大量の出血が生じるとただちに起こり，胎盤血流量を低下させ胎児の低酸素を引き起こす．そのため，患者にショックの症状がなくとも，出血のコントロールと循環血液量の回復は最優先事項である．

病院前管理

a. 一般原則

1. 子宮が下大静脈を圧迫することによって，胎児にさらなる低酸素を引き起こすのを避けるために，母体を左斜め 15〜30°体位にすることを忘れない．
2. 患者の臨床状態に応じて気道確保，維持，保護を行う．
3. 酸素飽和度（SpO_2）が 94％未満の場合は，酸素投与を行う．SpO_2 が 85％未満の場合は，リザーバー付き酸素マスクを使用する．それがなければ普通の酸素マスクを使用する．SpO_2 は 94〜98％を目標値とする．
4. 産科手術室，輸血，集中治療室，麻酔設備が揃っている病院へ遅滞なく搬送を開始する．
5. オンコールの産科上級医に救急搬送の到着予定時刻を連絡する．
6. 大口径（14 G）留置針で静脈路を 2 本確保する（これを現場で行うことによって搬送が遅れることはあってはならない）．もし静脈路の確保が困難であれば，骨髄路確保を考慮する．
7. 循環血液量減少性ショック，敗血症性ショック，神経原性ショック，アナフィラキシーの場合は収縮期血圧は 100 mmHg を維持するように 250 mL ずつ細胞外液の輸液を開始する．収縮期圧が 100 mHg 以上になるようなら，以下のような他の多量出血を示唆する所見がない限り，

表 11-1 産科患者におけるショックの鑑別診断

原因	脈拍数	血圧	妊娠週数	出血量	その他の特徴
異所性妊娠破裂	↑	↓	妊娠第1三半期（患者は自身が妊娠していると知らないかもしれない）	+++（表面化しないことも）	腹膜刺激症状：すべての妊娠可能年齢女性において，原因不明のショックと腹痛がある場合はこれを疑う
子宮頸部ショック	↓	↓	一般的に妊娠第1三半期	+	流産を疑う病歴がある
分娩前出血	↑	↓	妊娠第2〜3三半期	+++（表面化しないことも）	既知の前置胎盤，腹部外傷，板状硬の子宮
子宮破裂	↓または↑	↓	分娩中	+++（表面化しないことも）	子宮手術の既往（帝王切開，筋腫核出術），腹部外傷
羊水塞栓症	↑	↓	分娩の進行期または陣痛促進中	なし	分娩進行期において，低酸素や循環不全を伴う突然の意識消失で，他に疑われる原因がない場合
子宮内反症	↓	↓	分娩第3期	+	腟内に内反した子宮を視認：臍帯の牽引の結果起こる可能性も（分娩第3期の管理）
分娩後大出血	↑	↓	分娩後	+〜+++	一次性分娩後大出血は会陰や腟壁の外傷による後出血，弛緩出血．二次性分娩後大出血は敗血症と関連する場合があり：ともに胎盤の遺残が原因の場合も
アナフィラキシー	↑	↓	どの時期でも	なし	アレルギーに関連（アトピーの病歴）：薬剤性の場合も．モルヒネなどのオピオイドを想定

止血している凝血塊がはがれないように輸液を制限し再出血の危険性を減らす．
- 500 mL 以上の出血
- 意識障害
- 脈拍異常

8. 患者が疼痛を訴えているようなら鎮痛薬を投与する．血圧低下が認められる場合はモルヒネは慎重に使用する．
9. 患者が麻酔および手術を施行される可能性がある場合は絶飲食とする（図 11-5 を参照）．

重要事項　病院前の状況では，心原性ショックの症例に対する過度の輸液負荷は，体液過剰となり肺水腫を増悪させることになるため避けるべきである．

b．特別な管理

心原性ショック：補助的治療を行う（不整脈はガイドラインに基づいて治療する）．

アナフィラキシーショック：通常の病院前ガイドラインに基づいて治療する．

- リザーバー付き酸素マスクを使用
- 0.5 mg アドレナリンの筋注（1 回のみ再投与可能）
- 喘鳴に対してサルブタモール 5 mg を噴霧器で投与
- ハイドロコルチゾン 200 mg を緩徐に静脈注射
- クロルフェニラミン 10 mg を緩徐に静脈注射
- 血圧維持のために細胞外液の投与
- 最後の手段としての 10 万倍希釈アドレナリンの静脈内投与（経験豊富な医療従事者のみ）

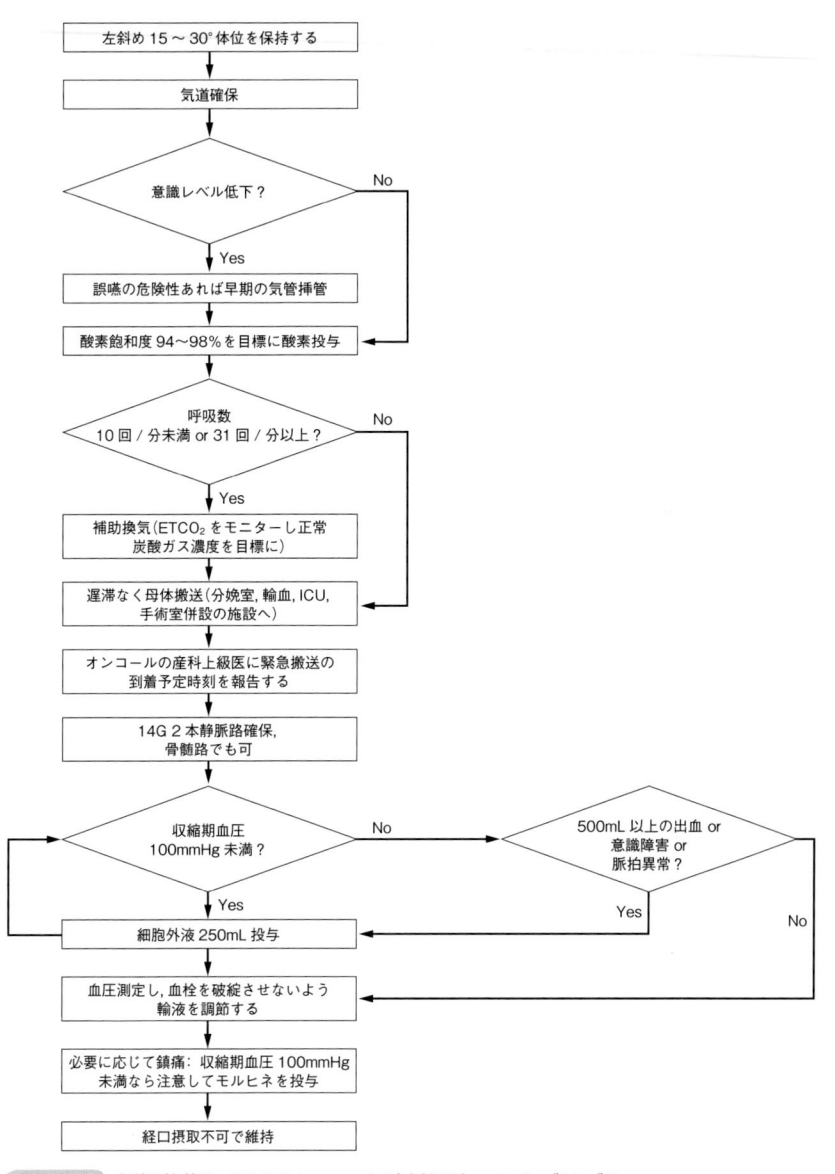

```
          ┌─────────────────────────┐
          │ 左斜め 15〜30°体位を保持する │
          └─────────────────────────┘
                      ↓
             ┌──────────────┐
             │   気道確保    │
             └──────────────┘
                      ↓
             ◇ 意識レベル低下？ ◇ ──No──┐
                      ↓Yes              │
          ┌─────────────────────────┐   │
          │ 誤嚥の危険性あれば早期の気管挿管 │   │
          └─────────────────────────┘   │
                      ↓                 │
          ┌─────────────────────────┐   │
          │ 酸素飽和度 94〜98%を目標に酸素投与 │◄──┘
          └─────────────────────────┘
                      ↓
          ◇ 呼吸数 10回/分未満 or 31回/分以上？ ◇ ──No──┐
                      ↓Yes                              │
          ┌─────────────────────────────┐               │
          │ 補助換気（ETCO₂をモニターし正常  │               │
          │   炭酸ガス濃度を目標に）         │               │
          └─────────────────────────────┘               │
                      ↓                                 │
          ┌─────────────────────────────┐◄──────────────┘
          │ 遅滞なく母体搬送（分娩室, 輸血, ICU, │
          │   手術室併設の施設へ）            │
          └─────────────────────────────┘
                      ↓
          ┌─────────────────────────────┐
          │ オンコールの産科上級医に緊急搬送の  │
          │   到着予定時刻を報告する          │
          └─────────────────────────────┘
                      ↓
          ┌─────────────────────────────┐
          │ 14G 2本静脈路確保,              │
          │   骨髄路でも可                  │
          └─────────────────────────────┘
                      ↓
          ◇ 収縮期血圧 100mmHg 未満？ ◇ ──No──→ ◇ 500mL以上の出血 or 意識障害 or 脈拍異常？ ◇
                      ↓Yes                              ↓Yes            ↓No
          ┌─────────────────────────┐◄─────────────────┘                │
          │ 細胞外液 250mL 投与          │                               │
          └─────────────────────────┘                                   │
                      ↓                                                 │
          ┌─────────────────────────────┐                               │
          │ 血圧測定し, 血栓を破綻させないよう │                               │
          │   輸液を調節する                │                               │
          └─────────────────────────────┘                               │
                      ↓                                                 │
          ┌─────────────────────────────────┐                           │
          │ 必要に応じて鎮痛: 収縮期血圧 100mmHg │                           │
          │   未満なら注意してモルヒネを投与     │                           │
          └─────────────────────────────────┘                           │
                      ↓                                                 │
          ┌─────────────────────────┐                                   │
          │   経口摂取不可で維持        │◄──────────────────────────────┘
          └─────────────────────────┘
```

図 11-5 妊娠後期におけるショック時対処法のアルゴリズム

11章 妊娠中の心停止とショック

重要事項 モルヒネを含むオピオイドはヒスタミン遊離を引き起こす．ごく一部の患者においてアナフィラキシー性の反応を起こすことがある．

重要事項 現場において，出血している妊産婦患者に対して輸液蘇生を行うためにルートを確保しようという行為は時間を無駄にし，母体および胎児の生存の可能性を低下させる可能性がある．

重要事項 産科出血に対する最も効果的な治療法は，適切な設備と人員が揃った産科手術室がある施設で行われる手術治療であることが多い．

キーポイントのまとめ

心肺停止において：

- 妊婦心肺停止に対する蘇生は常に行われなければならず，病院前においては，たとえ母体の蘇生する可能性が最小限であっても，母体および胎児の生存する可能性を最大限にするために，蘇生を中止してはならない．
- 妊娠24週以降の心肺停止患者は仰臥位で管理してはならない．脊柱ボードで固定し，左斜め15〜30°体位で管理する．
- 誤嚥の危険性を最小限にするため，セリック法を併用しながらできるだけ早く気管挿管を行う．
- 意識レベルの低下した妊娠女性の人工換気は常にカフ付きの気道確保用具を用いて行う．
- 妊娠患者への人工換気と胸骨圧迫の比，除細動をかける位置とエネルギー，薬剤投与量は非妊娠時と同じである．
- 妊娠女性における心停止のリズムで最も多いのは無脈性電気活動（PEA）である．
- 母体と胎児が生存する可能性を最大限に上げ，死戦期帝王切開を行うことを可能にするために，患者を移動することを蘇生行動の早期に決定すべきである．

- 出血している妊産婦患者に対して，現場で静脈路を確保し輸液を行うことに時間をかけることは，時間の無駄であり母体と胎児の生存率を下げてしまう可能性がある．
- 心肺蘇生は，死戦期帝王切開をすることを決定できるような病院に搬送している間中，続けるべきである．
- 病院に搬送について連絡する際には，忘れずに病院到着予定時間に産科上級医がいるようにしてもらうこと．

ショックにおいて：
- 妊娠による正常な生理学的変化（血漿量と赤血球容積の増加）によりしばらくの間は代償される．このためバイタルサインの変化が最小限になり，ショックの診断が困難になるかもしれない．常に目に見えない内出血を疑うことが必要である．
- 妊婦に出血が起きた場合，母体循環を維持するためのメカニズムは子宮への血流を制限することである．これは大量の出血が生じるとただちに起こり，胎盤血流量を低下させ胎児の低酸素を引き起こす．そのため，患者にショックの症状がなくとも，出血のコントロールと循環血液量の回復は最優先事項である．
- 出血している妊婦患者に対して，収縮期血圧を 100 mmHg に維持するように，細胞外液を 250 mL ずつ投与する．
- 病院前の状況では，心原性ショックの症例に対する過度の輸液負荷は，体液過剰となり肺水腫を増悪させることになるため避けるべきである．
- モルヒネを含むオピオイドはヒスタミン遊離を引き起こす．ごく一部の患者においてアナフィラキシー性の反応を起こすことがある．
- 産科出血に対する最も効果的な治療法は，適切な設備と人員が揃った産科手術室がある施設で行われる手術治療であることが多い．

〈飯塚 崇〉

略語

産科の略語

以下の産科における略語は，母子手帳のなかで使われている可能性があり，産科医と助産師両方が使用しているものである．このリストがそういった略語のすべてではない．完全な語彙の定義は，用語解説を参照．

AFE	羊水塞栓	amniotic fluid embolism
AFLP	急性妊娠脂肪肝	acute fatty liver of pregnancy
AFP	アルファフェトプロテイン	alfa fetoprotein
A/N	分娩前	antenatal
APH	分娩前出血	antepartum haemorrhage
BBA	病院前出産	born before arrival
Br	骨盤位	breech
CS	帝王切開	Caesarean section
Cx	子宮頸部	cervix
Ceph	頭部の	cephalic
EDD	分娩予定日	estimated date of delivery
EFD	妊娠初期胎児死亡	early fetal demise
EL	選択的（帝王切開における）	elective
EM	緊急（帝王切開における）	emergency
FHHR	胎児心拍数正常	fetal heart heard and regular
FMF	胎動あり（妊産婦の感じる）	fetal movements felt
FMNF	胎動なし（妊産婦の感じる）	fetal movements not felt
G	妊娠回数	gravidity
HELLP	HELLP症候群	haemolysis-elevated liver enzymes and low platelets
IUD	子宮内胎児死亡	intrauterine death

IOL	陣痛誘発	induction of labour
LMP	最終月経	last menstrual period
LSCS	子宮下部帝王切開	lower segment Caesarean section
MW	助産師	midwife
NND	新生児死亡	neonatal death
OBS	産科学	obstetrics
P	出産回数	parity
PHR	患者携帯の母子手帳	patient held records
PN	産後	postnatal
PPH	分娩後大出血	postpartum haemorrhage
Prem	早産期	premature/preterm
RPOC	受胎産物遺残	retained products of conception
SROM	自然破水	spontaneous rupture of membranes
Vx	頭頂	vertex

用語解説

産科の専門用語

　以下に解説する産科的専門用語と略語は，女性に配布している母子手帳で使われている可能性があり，産科医と助産師両方が使用している．母子手帳の中にはこの用語と意味の一部をリスト化して女性やそのパートナーのために手帳の表紙に示してあるものもある．以下のリストがそういった用語のすべてではないが，比較的よく使用されているものを網羅するよう努めたものである．

36＋5：妊娠 36 週 5 日
5：10：10 分間に 5 回の子宮収縮（＝頻収縮）

A

Accoucheur　フランス語の男性の産科医，助産師：妊娠，出産，そして産褥期を管理する技能と知識を有している．

Active third stage　分娩第 3 期の積極的管理：胎盤娩出のための薬剤の使用と臍帯牽引のコントロール

Acute fatty liver of pregnancy（AFLP）急性妊娠脂肪肝：多くは原因不明の妊娠後期における肝不全

Alfa fetoprotein（AFP）アルファフェトプロテイン：胎児ダウン症スクリーニングに使用される血液検査項目の 1 つ

Amniotic fluid embolism（AFE）羊水塞栓：母体循環内への羊水流入．母体虚脱のまれな原因の 1 つ

Ampullary pregnancy　卵管膨大部妊娠：異所性妊娠の好発部，卵管の膨大部における妊娠

Antenatal（A/N）or Antepartum　出産前：出産前における状態

Antepartum haemorrhage（APH）分娩前出血：出産前や妊娠24週後における産道からの出血

Apgar score　アプガースコア：出産直後数分間の新生児状態を評価するために使用されているシステム

B

Bicornuate uterus　双角子宮：2つの角か角状構造を持つ子宮．子宮（通常単角）は，双角となる場合がある（2つに分かれ，例えば片側が10：30方向，もう一方が1：30方向となる）．

Born before arrival（BBA）病院前分娩：病院前環境における計画的でない出産

Breech presentation　骨盤位：子宮の頸部側に児の殿部が位置していること

C

Caesarean section　帝王切開：よくCSまたはLSCS（lower segment Caesarean section）と表記される；em＝emergency（緊急），el＝elective（選択的）．

Cephalic（Ceph）胎児頭：頭頂Vertex（Vx）も使われる．

Cervix（Cx）子宮頸部

Cord prolapse　臍帯脱出：破水後，臍帯が胎児よりも先進した場合

D

Dystocia　難産：「困難」を意味し，分娩においては，肩甲難産，難産（分娩遷延）の場合に使用される用語

E

Early pregnancy　妊娠初期：妊娠24週まで，特に妊娠20週まで

Early pregnancy assessment unit　妊娠初期評価部門：妊娠初期の問題を持った女性管理のために直接評価を行う．

Ectopic pregnancy　異所性妊娠：子宮外における妊娠の継続．卵管が好発

部位
Engagement 嵌入：胎児の先進部（通常頭）が骨盤内に侵入すること
Episiotomy 会陰切開：腟口を広げるために会陰に入れる外科的切開
Estimated date of delivery（EDD）分娩予定日：まず最終月経を基本に，妊娠12週の超音波検査によって算定される．
External cephalic version（ECV）外回転術：胎児を骨盤位から頭位に戻す手段

F

Fetal heart heard and regular（FHHR）胎児心拍数正常：胎児心拍聴取後の記載
Fetal movements felt（FMF）胎動あり：妊婦が感じる胎動についての問診，観察後の記載
Fetal movements not felt（FMNF）胎動なし：妊娠初期に妊婦が胎動を感じないとき，または妊娠後期に胎動を感じられないときの注記における記載．これは胎児死亡と関連する可能性がある．
Fetus 胎児

G

Gestation or gestational age 妊娠週数：妊娠の正確な週数（月数ではない）．これは通常，最終月経（LMP）よりもむしろ妊娠12週の超音波検査によって算出される．この方が正確な出産予定日（EDD）を決めることができる．
Gravid 妊娠
Gravidity（G）妊娠回数（Parity 出産回数も参照）：1人の女性が妊娠した回数，最新の妊娠も回数に加える．この回数は妊娠の転帰によらない（例：流産を含める）．

H

Haemolysis-elevated liver enzymes and low platelets（HELLP）HELLP 症

候群：症候群の各症候名の頭文字を使った合成語．H: haemolysis 溶血，EL: elevated liver enzymes 肝酵素上昇，LP: low platelet count 血小板数減少

Hyperstimulation 子宮頻収縮（10分間に5回以上の子宮収縮）

I

Induction of labour（IOL）様々な理由による人工的な陣痛誘発
Intrapartum 分娩中：分娩中の状態
Intrauterine 子宮内．使用例：intrauterine transfer 妊娠女性の搬送
Intrauterine death（IUD）子宮内胎児死亡
Introitus 腟口
Isthmus 峡部：卵管峡部

L

Labour 分娩：出産は3段階に分類される．分娩第1〜3期
Lie：胎児の長軸と母体の長軸との位置関係．縦位，横位，斜位
Liquor：羊水
Lithotomy 砕石位：仰臥位で殿部と膝を屈曲させ，大腿部を開脚する姿勢．内診や出産のためによく使われる姿勢
Livebirth 出生：妊娠週数に無関係の出生
Lochia 悪露：出産後子宮からの排出物，血液成分よりなる．

M

Meconium 胎便：出生前に胎児腸管から出る鮮やか緑か暗い緑の排泄物．これが観察されることは破水した証拠である．通常出産後に排泄される．
Midwife（MW）助産師：出産前，分娩中，産褥期に妊産婦の助産ケアを提供する責任を負うことのできる医療従事者
Miscarriage 流産：妊娠24週の終わりまでに妊娠による生成物が全体または部分的に排出されること．性器出血と痛み症状に関連している．Early

fetal demise（EFD）初期胎児死亡という言葉もまた現在も使われている．
Multigravida（or Multip）経妊婦：最初の妊娠ではない妊娠女性．A grand multip は5回以上の妊娠経験のある女性
Multiple pregnancy　多胎妊娠：1人以上の胎児を有する妊娠

N
Neonatal　新生児
Neonatal death（NND）新生児死亡

O
Obstetrics（Obs）産科学：妊娠，出産，産褥に関連した医学体系
Occiput　後頭

P
Parity（P）出産回数（Gravidity も参照）：1人の女性が経験した出産回数．死産数も含む．例えば，G3P2 と記載されていたら，この女性は現在3回目の妊娠で，これまで2回の出産経験があることを意味している．G5P2 の場合は，現在5回目の妊娠中だが，これまで2回しか出産していないことと，その他に2回の流産歴のあることを意味している．
Pathway of care　管理区分：妊婦におけるリスク分類を意味し，高リスク，低リスクに分類される．
Patient held records（PHR）：女性が妊娠中ずっと携帯する母子手帳
Perinatal　周産期
Physiological third stage　生理的分娩第3期：薬剤や臍帯牽引を行わない自然な分娩第3期
Placental location　胎盤位置：子宮と胎盤の位置関係．前部，後部，底部，側部，あるいは低部などと記述．低置や前置の場合には様々な記述がある．この区別は内子宮口から胎盤までの距離（mm）に関連し，胎盤が内子宮口を塞ぐ状態が部分的か完全か，広範か，最小限かによる．

Position ポジション：子宮内の胎児位置に関して，胎児の後頭（小泉門）を基準点とした表現法．例：OA（occipito-anterior），OP（occipito-posterior）

Postnatal（PN） 産褥期：出産後の期間

Postpartum 分娩後：分娩後（ごく早期）

Postpartum haemorrhage（PPH） 分娩後大出血：初期分娩後大出血（primary PPH）は分娩後 24 時間以内に産道から認められた 500 mL 以上の出血．続発性分娩後大出血（secondary PPH）は，分娩後 24 時間以上過ぎて発症した大出血を意味する．

Precipitate labour 早く進んだ分娩

Premature or preterm（Prem） 早産期

Presentation プレゼンテーション：分娩時の胎児先進部．例：頭位，骨盤位

Primigravida（Primip） 初妊婦

Puerperium 産褥期：出産後 6 週間を意味し，その間に母体の生殖器が妊娠前状態に復古する．

R

Retained products of conception（RPOC） 受胎産物遺残：胎児およびその付属物（胎盤）

S

Spontaneous rupture of the membranes（SROM） 自然破水：羊水流出時に使う表現

Stillbirth（SB） 死産：妊娠 24 週後出産時に児が生命反応を示さない場合．胎児は数日あるいは数週間前に子宮内で死亡．しかし，妊娠週数にかかわらず，出産時に児が生命反応を示している場合は，生産と登録しなければならない．もし，病院前でこのような状況に遭遇した場合は，指定助産師か産科医にこのことについて情報提供しなければならない．

T

Term 正期産期：妊娠37週から42週まで

Trimester 三半期：妊娠期間を3つに分類する場合に使用する用語．欧米でよく使用される．第1三半期：～妊娠13週，第2三半期：妊娠14～27週，第3三半期：妊娠28～41週を意味する．

Tubal abortion 卵管流産：異所性妊娠に関連した用語．受胎産物が卵管采から腹腔内に排出された状態

V

Viability 生存能力：胎児自身の生存能力．法律的には妊娠24週以降を意味する．

文 献

ALSO. Advanced Life Support in Obstetrics Provider Manual, 4th edn. Kansas: American Academy of Family Physicians; 2004.

Beveridg CJE, Wilkinson AR. Sodium bicarbonate infusion during resuscitation of infants at birth. Cochrane Review in The Cochrane Library, Issue 1, 2006. Available at: http://www.thecocharane library.com.

Bolam v. Friern Hospital Management Committee. I, WLR 582; 1957.

Boyle M. Emergencies Around Childbirth: A Handbook for Midwives, 2nd edn. Buckingham: Open University press; 2002.

Byrne S, Fisher S, Fortune P-M, Lawn C, Wieteska S. Paediatric and Neonatal Safe Transfer and Retrieval: The Practical Approach. Oxford: Advanced Life Support Group, Blackwell-Wiley; 2008.

Cheng M, Hannah M. Breech delivery at term: a critical review of the literature. Obstet Gynecol 1993; 82: 605-18.

Confidenital Enquiry into Maternal and Child Health. Why Mothers Die 2000-2002. Report on confidenital enquiries into maternal deaths in the United Kingdom. London: CEMACH; 2004.

Confidential Enquiry into Maternal and Child Health. Diabetes in Pregnancy: Are We Providing the Best Care? Findings of a National Enquiry: England, Wales and Northern Ireland. London: CEMACH; 2007a.

Confidenital Enquiry into Maternal and Child Health. Perinatal Mortality. 2005: England, Wales and Northern Ireland. London: CEMACH; 2007b.

Confidential Enquiry into Maternal and Child Health. Why Mothers Die 2003-2005. Report on confidential enquiries into maternal deaths in the United Kingdom. London: CEMACH; 2007c.

Cox C, Grady K. Managing Obstertic Emergencies. Oxford: Bios publishing Ltd.; 2002.

Crown Prosecution Service. Policy for Prosecuting Cases of Rape. London: CPS Communications Branch; March 2009.

Date Protection Act. London: Information Commissioner's Office; 1998.

Dawson A, Subak-Sharpe R, Woollard M. Obstetrics and gynaecology. In: IHCD (eds). Ambulance Service Pramedic Training. Bristol: IHCD; 1999.

Deparment of Health. National Service Framework for Diabetes: Standards. London: DH; 2001.

Department of Health. NHS Maternity Stats for England 2004-2005. London: DH; 2006.

Dobbie AE, Cooke MW. A descriptive review and discussion of litigation claims against ambulance services. Emerg Med J 2008; 25 (7) : 455-8.

Driscoll P, Macartney I, Mackway-Jones K, Metcalfe E, Oakley P. Safe Transfer and Retrieval of Patients (STAR) : The Practical Approach. Oxford: Advanced Life Support Group, Blackwell-Wiley; 2006.

Elbourne D, Chalmers I, Waterhouse I, Holt E. The Newbury maternity care study: a randomized controlled trial to assess a policy of women holding their own obstetric records. Br J Obstet Gynaecol 1987; 94: 612-9.

Hanna NJ, Black M, Sander JW, Smithson WH, Appleton R, Brown S, Fish DR. The National Sentinel Clinical Audit of Epilepsy-Related Death: Epilepsy-Death in the Shadows. London: The Stationery Office; 2002.

Hannah ME. Planned Caesarean section versus planned vaginal birth for breech presentation at term: randomised Multicentre trial. The Lancet 2000; 356(9239).

Health Professions Council. Standards of Conduct, Performance and Ethics. London: Health Professions Council; 2008.

Johanson J, Cox C, Grady K, Howell C. Managing Obstetric Emergencies and Trauma: The MOET Course Manual. London: RCOG Press; 2003.

Murphy VE, Gibson P, Talbot PI, Clifton VL. Severe asthma exacerbations during pregnancy. Obset Gynecol 2005; 106: 1046-54.

National Institute for Health and Clinical Excellence. CG45 Antenatal and Postnatal Mental Health; NICE Guideline. London: NICE; 2007.

Pritchard JA, MacDonald PC. Dystocia Caused by Abnormalities in Presentation, Position or Development of the Fetus. Williams Obstetrics. Nor-walk, CT: Appleton-Century-Crofts; 1980, pp.787-96.

Rey E, Boulet LP. Asthma in pregnancy. BMJ 2007; 334: 582-5.

Royal College of Obstetricians and Gynaecologists Clinical Audit Unit. Effective Procedures in Maternity Care Suitable for Audit. London: RCOG

Press; 1997, p.32. 4. 7. Breech presentation at term.

Royal College of Obstetricians and Gynaecologists Thromboembolic Disease in Pregnancy and the Puerperium: Acute Management. Guideline no 28. London: RCOG Press; 2001.

Sethupathi M. Neonatal outcome after cord prolapse at term (online).
Available at: http://www.bwhct.nhs.uk/bwm09001.htm. Accessed 5 July 2007.

Heslehurst N, Ells LJ, Batterham A, Wilkinson J, Summerbell CD. Trends in maternal obesity incidence rates, demographic predictors and health inequalities in 36821 women over 15 years. BJOG 2007; 114: 187-94.

UKOSS. Annual Report; 2007.

Uygur D, Kis S, Tuncer R, Ozcan FS, Erkaya S. Risk factors and infant outcomes associated with umbilical cord prolapse [Abstract]. Int J Gynaecol Obstet 2002; 78(2): 127-30.

Woollard M, Simpson H, Hinshaw K, Wieteska S. Training for prehospital obstetric emergencies. Emerg Med J 2008; 25 (7) : 392-3.

Woollard M, Todd I. Legal issues. In: Greaves I, Porter K, Hodgetts T, Woollard M (eds). Emergency Care: A Textbook for Paramedics, 2nd edn. Edinburgh: Saunders Elsevier; 2006.

FURTHER READING

Grady K, Howell C, Cox C (eds). The Managing Obstetric Emergencies and Trauma Course Manual, 2nd edn. London: RCOG Press; 2007.

索 引

病院前妊産婦救護において，特に大切な用語は太文字で表記
病院前妊産婦救護において，その用語について特に大切な項の頁は，下線で表記
本書本文において，見出し語として使用されている用語については頁を太字・下線で表記

あ

亜酸化窒素	44
圧迫止血	173
アドレナリン	49, <u>154</u>, 181, 202, 203, <u>210</u>
アトロピン	67, <u>140</u>, 141, 181, <u>202</u>
アナフィラキシー（ショック）	207-209, <u>210</u>, 212, 213
アヘン	185
安全衛生法 1974	21
アンフェタミン	184

い

いきみ	38, 57, 106, <u>107</u>
胃（内容）逆流	30, 127, **195-198**
胃酸の pH 上昇	195
胃酸分泌	30
意識錯乱	<u>77, 78</u>
意識障害	127, 128, 161, 163, 165, 169, 170, 175, 210-212
意識消失	185, 209
意識レベル	46, 47, <u>50</u>, <u>195</u>, 198
意識レベル低下	25, <u>128</u>, 169, 187, 188, <u>211</u>, 212
医師主導分娩施設	2, 3
胃食道括約筋の弛緩	25, 195
胃食道逆流症	177

異所性妊娠	62, 66, 67, **68**, <u>69-71</u>, 72
異所性妊娠破裂	207, <u>209</u>
1 型糖尿病	167
一次性分娩後大出血	**134**, <u>135-138</u>, 209
1 回換気量	25, 178
1 回拍出量	<u>26</u>, 29
一酸化炭素中毒	159, **185**, <u>186-188</u>
一酸化炭素ヘモグロビン	186, 187
胃内圧の上昇	25, 195
胃内容排出の遅延	25, 195
胃内容物の酸性化	30
いびき音	46, 48
医療過誤と過失	<u>15</u>
インスリン依存性糖尿病	167
咽頭反射	25
陰部／環境／重症度の評価	<u>50</u>, 51

う

ウイルス性肝炎	33

え

英国国民健康サービス（NHS）	15
鋭的外傷	173
会陰（部）	40, <u>51</u>, 106, 107, 115, 124, 125, <u>131-133</u>, 136, <u>144</u>, 209
会陰静脈瘤	132
会陰裂傷	51, 106, 107-109, **131**, <u>132</u>, 135

エピネフリン	154
エルゴメトリン	42, 68, 71, 79, 129, 136
塩化カルシウム	203
エントノックス	44, 98, 104

お

横位	56, 95, 96, 110, 111, 119
嘔気・嘔吐	62, 64, 77, 83, 144, 169
横径	35, 38
黄疸	83, 149
嘔吐	164, 165
オキシトシン	42, 79, 114, 136
オキシヘモグロビン	187
頤後方顔位	108, 109
頤前方顔位	108
オピオイド	21, 203, 207, 209, 212, 213
悪露	143

か

外陰部	57, 133, 136
外陰部静脈瘤	132
外陰部の診察	57, 133
外回転術	94, 95
外出血	29, 87, 89, 91, 92, 129, 135, 173, 207
外出血量	132, 140, 146
外傷	4, 25, 30, 47, 49, 50, 90, 125, 161, 173, 185, 190, 191, 201-204, 207, 209
回旋	38-41, 99, 117
回旋異常	106
回復体位	129
かかりつけ医	53, 63
過換気	180, 187, 197
額位	96, 109
拡張期血圧	27, 58, 74, 77, 82
下肢静脈瘤	163
ガス壊疽	63, 145
過短臍帯	73, 122, 123, 124
過長臍帯	120
合併症発生率	95
鎌状赤血球症	33
ガラガラ音	46, 48
顔位	96, 107, 108, 109, 110
換気回数	200
換気量	180, 200
肝酵素の上昇	81
鉗子分娩	133, 163
患者の拒否権	58
患者の尊厳	58
患者の同意	12, 49, 58, 161, 190, 191
患者の引き継ぎ	59, 60
感染症	62, 63, 143, 144, 184
完全内反症	139
感染の危険性	20
完全流産	64, 66
感染流産	65
肝破裂	83
肝不全	77, 79

き

既往帝王切開	93
記憶喪失	187
期外収縮	26
機会の喪失	17
気管支喘息	178-183, 192
気管挿管	155, 156, 195-198, 211, 212
気管チューブ	155, 196-198, 200
喫煙	66, 84, 176, 179
偽てんかん	166
気道	24, 25, 46, 48, 56, 60, 63, 108, 148, 150, 151, 156, 158, 167, 174, 186, 195
気道開通	46, 66, 150, 151, 156, 203

気道確保	32, 48, 70, 80, 82, 88, 125, 126, 128, 164, 166, 170, 171, 174, 178, 180, 185, 188, 195, 202, 208, 211, 212	凝固障害	87, 90, 126
		胸骨圧迫	28, 123, 125, <u>152</u>, <u>153</u>, <u>156</u>, <u>201</u>, <u>202</u>, 212
		狭骨盤	107, 109
気道管理	24, 34, 156, 198	胸膝位	120
気道閉塞	46, 151	**強直間代発作（全身性―）**	55, <u>79</u>, <u>80</u>
義務不履行	17	胸痛	<u>164</u>, <u>176-178</u>, 191
吸引	48, <u>151</u>	胸部外傷	174
吸引カテーテル	151	虚血性心疾患	176
吸引分娩	133	巨大児	94, 107, 109, 115, 133, 169
救急救命士	<u>10</u>, 15, 20, 21	巨大児出産の既往	115
認定	10	起立性呼吸困難	177
マニュアル	10	**起立性低血圧**	<u>26</u>, 34, 69
救急サービス	8	緊急帝王切開	11, <u>201</u>
救急車	5, <u>28</u>, 50, <u>51</u>, 84, <u>85</u>, 86, 98, <u>103</u>, <u>104</u>, <u>113</u>, 118, <u>121</u>, <u>122</u>, 129, 141, 148, <u>158</u>, 167, 178, 185, <u>186</u>, 191, 203	緊急の産科的介入	65
		緊急分娩	44
		筋緊張	149
		筋痙攣	77, 78
		筋腫核出術	<u>93</u>, 209
救急車内分娩	51, 103, <u>158</u>	筋性防御	50
救急診療部	205	**緊張性気胸**	203
救急隊	6, 157, 166, <u>167</u>		
救急隊員	<u>4</u>, 190	**く**	
救急搬送の到着予定時間を報告	78, 81, 98, 113, 127, 137, 140, 208	屈曲	**39**
		クッシング病	80
救急病院	<u>64</u>, 70, <u>174</u>, 185, 203	**クラッシュ挿管**	196-198
救急要請	<u>2</u>, 177	グルカゴン	185
急激に増悪する浮腫	77	クロルフェニラミン	210
急性冠症候群	<u>177</u>, 192		
急性妊娠脂肪肝	<u>33</u>, 73, **83**	**け**	
急速遂娩	83	経横隔膜的心臓マッサージ	206
急な息切れ	177	頸管無力症	84
救命処置	<u>4</u>, <u>12</u>, <u>13</u>, 138	頸管裂傷	**132**, 135
救命治療	18, 22	**警告灯とサイレンを使用**	65, 71, <u>81</u>, 85, 88, 89, 91, 93, 94, 98, 102, 105, 113, 120, 121, 123, 126, 134, 137, 146, 161, 164, 180, 181, 205
仰臥位低血圧	27		
胸腔内出血	49		
凝血塊	57		
凝固異常	77, 135		

警告ページ（警告欄）	6, 7	高額賠償請求訴訟	8
警告連絡	30	高カリウム血症	203
経産（婦）	37, 39, 45, 56, 60, 83, 94, 120, 126, 135	強姦	159, **189**, **190**, **191**
経腟骨盤位分娩	97	高血圧	24, 27, 45, 50, 53, 56, 61, **73-75**, **76-84**, 177, 196
経腟分娩	53, 102, 106, 108, 110, 114	高血糖	169, 171
頸椎損傷	197	後在肩甲	41, **117**, **118**
頸椎保護	174	交通事故	90, 171, **172**, 174
経妊	56	抗てんかん薬	165
稽留流産	65	後天性心疾患	176
痙攣	50, 53, 55, 56, 61, **82**, 129, **165-167**, 178, 187	後頭	36, **39**, **40**, **95**, **96**
		喉頭蓋	197
痙攣の既往	55, 56, 61	喉頭鏡	**155**, **196-198**
血圧の測定	**58**, 76, 78, 128, 211	喉頭痙攣	151
血液希釈	26, 31	行動する義務	17
血液の粘性低下	26	喉頭展開	197, 198
結核	179	後頭部	95, 101, 105-107, 151
月経	67, 70, 72	喉頭浮腫	197
月経量	69	高度な気道確保	48
血腫	63, **133**, 136, 143, 144, 146	高度な産科援助	105, 110
血小板減少	81	高濃度酸素	180, 188, 202, 203
血性羊水	37, 59	硬膜外麻酔	37, 45
血栓	50, 128, 162, 203, 211	肛門圧迫感	56, 57, 61
血栓性血小板減少性紫斑病	166	肛門挙筋	39
血栓塞栓症	203, 207	絞扼痛	177
血栓溶解	178	高齢妊娠	74-76, 80, 87, 90, 115, 134, 168
血栓溶解療法	64		
血糖	33, 82, 154, 166-171, 175, 178	誤嚥	25, 30, 34, 48, 127, 128, 164, 195-200, 211, 212
ケトン臭	169	誤嚥性肺炎	32, 195
下痢	66, 67, **69-72**	コカイン	87, 90, **184**
肩甲難産	44, 52, 73, 102, **115**, **116-119**	呼気二酸化炭素濃度モニター	200
倦怠感	83	呼吸	**25**, 44, **46**, **48**, **49**, 56, 60, 63, **149**, **150**, **151**, 153, 155, **156**, **157**, 174, **200**
肩痛	66, 67, 69, 71, 72		
		呼吸困難	126, 177, 180, 183, 187, 191

こ

口咽頭エアウェイ	198-200

索 引 | 233

呼吸数	25, 45, 48, 49, 56, 60, 66, 70, 82, 128, 211
呼吸停止	126
呼吸不全	49, 126
呼吸法	39
呼吸補助	49, 156, 188
呼吸抑制	44
個人情報保護法	14
骨髄投与	154
骨髄路	60, 80, 82, 88, 127, 128, 174, 202, 208, 211
骨盤	35, 36, 38, 39, 50, 95
骨盤位	56, 84, 95, 97, 98
骨盤位分娩	95
骨盤入口	35, 36, 40, 109, 120
骨盤腔	35, 36, 162
骨盤高位	120
骨盤骨折	175
（骨盤）前後径	35, 38-40, 116
骨盤出口	35, 36, 38, 40
骨盤内炎症性疾患	68
骨盤内手術	63
骨盤内腫瘍	97, 119
骨盤誘導線	116
500 mL 以上の出血	127, 128, 161, 174, 210, 211
雇用主	8, 15, 21, 23
コロトコフ音	27
コロトコフⅣ音	27, 58, 77
コロトコフⅤ音	27, 58, 77
コンビチューブ	199, 200

さ

細菌性心内膜炎	184
最終月経	53, 54, 60, 67, 70, 72, 216, 219
臍静脈路	153
臍帯巻絡	107, 109, 124, 125, 130
臍帯クランプ	42, 45, 122-125, 148, 149, 156
臍帯頸部巻絡	125, 130
臍帯結紮クリップ	113
臍帯結紮切断	113
臍帯牽引	38, 43, 45, 139, 146, 209
最大呼気流量率	180
臍帯脱出	2, 52, 56-58, 73, 84, 85, 98, 111, 113, 119, 120-122, 129, 130
臍帯の切断	42, 43
臍帯の断裂	122, 124, 125, 130
臍帯破裂	73, 122, 123, 125
臍帯（の）攣縮	121
裁判所の命令	13
細胞外液	78, 88, 128, 174, 175, 181, 203, 208, 210, 211, 213
坐骨結節	35, 36
左心不全	126
左側臥位	28, 80, 82, 120, 129, 188
サラセミア	33
サルブタモール	181, 210
産科救急	3, 9, 10, 18, 22
産科出血	207, 212, 213
産科的外科施設	30
（産科的）初期評価	46, 47, 48-52, 60, 85, 90, 98, 112, 124, 126, 164, 173, 178, 180
（産科的）全身観察	46, 52, 56, 57, 58, 112, 167
産科的大出血	30, 204
産科的病歴	46, 52-55, 66, 70, 88, 90, 164, 178, 179, 180
三環系抗うつ薬	185, 203
三脚の体位	180
残気量	25
産後うつ病	159, 160

産褥感染（産褥敗血症）	**143**, 144-146	子宮底	42, 45, <u>47</u>, <u>51</u>, 57, 60,
産褥性心筋症	176		<u>85</u>, 95, <u>116</u>, <u>136-139</u>, 142
産褥精神病	160	子宮底の高さと位置	60
酸素需要	25, 179	子宮動脈	26
酸素飽和度	25, 48, 66, 70, 80, 82, 88,	子宮内感染	135
	118, 123, 127, 128, 140, 164,	子宮内操作	94
	166, 170, 171, 174, 178,	子宮内胎児死亡	91
	181, 185, 188, 208, 211	子宮内胎児発育不全	74
酸素マスク	25, 88, 127,	（子宮）内反症	<u>43</u>, 45, 51, <u>52</u>, 131,
	171, 174, 185, 208		**138**, <u>139-142</u>, 146, 207, <u>209</u>
三胎	111	子宮内膜炎	143
産徴	87	子宮内膜症	69
産道血腫	**132**	子宮破裂	30, <u>52</u>, 56, 61, 73,
産道損傷	**131**, <u>132-135</u>		<u>93</u>, 116, <u>135</u>, <u>136</u>, <u>209</u>
		子宮瘢痕破裂	136, 146
［し］		自己決定権	11
ジアゼパム	<u>81</u>, <u>82</u>, 167	自殺	<u>160</u>, <u>161</u>, 186, 192
シートベルト	<u>50</u>, 120, <u>171</u>, <u>172</u>	脂質異常症	177
視覚障害	77, 78	矢状縫合	36, 39, 96
子癇	2, 52, 56, 61, 73, 74, 78,	死戦期帝王切開	161, 193, 203,
	<u>79</u>, <u>80-82</u>, <u>165-167</u>, 180, 191, 202		<u>204</u>, <u>205</u>, <u>206</u>, 212, 213
子癇ガイドライン	167	自然妊娠	54
弛緩出血	209	自然破水	57, 60, 84
子宮奇形	94, 111, 139	事前（警告）連絡	30, 50, 85, 89, 119,
子宮筋腫核出術	132		122, 123, 161, 164, 170,
子宮頸管	64, <u>65</u>, 90-92		171, 178, 181, 185, 188, 202
子宮頸部ショック	<u>65</u>, <u>66-68</u>, 71, 209	自宅分娩（出産）	2, 3, 147, 148
子宮口開大	<u>37</u>, 45	弛張熱	<u>63</u>, <u>144</u>
子宮口全開大	<u>38</u>, 56, 61	失禁	55
子宮収縮	51, <u>54</u>, <u>56</u>, <u>57</u>, <u>60</u>,	**失血量**	56, <u>90</u>, 91
	61, <u>90</u>, <u>92</u>, <u>93</u>, 94, 133,	失神	<u>26</u>, <u>27</u>, 69, <u>195</u>
	135, <u>136</u>, <u>137</u>, 217, 220	児頭	39-41, 57, 93, 95, 102,
子宮収縮不良	135-137		103, 106, 107, 109, 115-118,
子宮収縮薬	<u>42</u>, 43, 45, 71, 137		124, 125, 132, 150, 156
子宮手術	<u>93</u>, 209	児頭蓋の解剖	36
子宮触診マッサージ	137	児頭骨盤不均衡	94, 119
子宮双手圧迫	137, 138	児頭の上下運動	115

視認可能な分娩第2期の徴候	57	守秘義務	14
死の宣告	8, **15**, 22	循環	24, 27, 34, **46**, **47**, **49**, **50**,
児の体温管理	148		56, 60, 63, 150, 152, 174, 200
斜位	95, **110**, 111	循環虚脱	63, **126**, 130, **135**,
社会経済的下層階級	84		**136**, 146, **204**, **205**
社会的困窮者	148	循環血液量	**25**, **30**, 34, 88, **123**, 213
若年妊娠	76, 80	循環血液量減少	154, 156, 203
縦位	95, 96	循環血液量減少性ショック	27, 29,
周産期合併症	95, 111, 112		135, **206-208**
周産期死亡	119	常位胎盤早期剥離	29, 37, 55, 56, 59,
周産期死亡率	95, 111		61, 73, 77, 79, 83, 87,
周産期精神疾患	**159**, **160-162**		**90**, **91**, **92**, 112, 113, 124,
周産期の心停止	151		129, **172**, **173**, 207
収縮期血圧	**26**, **27**, 50, **58**, 67,	消化管系	**30**
	71, 88, 89, 127, **128**, 161,	消化管穿孔	**64**
	174, 203, 208, **211**, 213	状況評価	**46**, 47
重症外傷	171	小斜径	39
重症高血圧	52, 74, **79**	小児虐待	173
重症低酸素症	46	静脈還流	27
重症妊娠高血圧腎症	33, 75-84	静脈血栓塞栓症	159, **162**, **163**, **164**
管理法	78	静脈瘤	27, **132**, 163
重症熱傷	171	静脈路	60, 65, 78, 80, 82, **89**, 114, 128,
重大な事故	22		156, 164, 188, 202, 203, 206, 213
重炭酸	203	初期評価（産科的―）	**46**, **47**, **48-52**,
重炭酸ナトリウム	154, 185		60, 85, 90, 98, 112, 124,
10万倍希釈アドレナリン	210		126, 164, 173, 178, 180
絨毛膜羊膜炎	135, 143	食道挿管感知器	198, **199**, 202
受傷機転	173	食道損傷	200
出血	18, 29, 30, 34, 44, 45, 47, **49**, **50**,	除細動（器）	201, 202, 203, 212
	52-55, 57, 60, 61, 63, **64-72**, 87,	助産師	**1-6**, 38, 39, 43-45, 53,
	89, 90-94, **123-125**, 133, **134-142**,		78, 80, 82, 85, 86, 98,
	154, 173, 206, 208, 209, 212		102, 104-108, 111, 113,
出血量（の評価）	**49**, **67**, **209**		114, 120, 131, 133, 137,
出産後出血	2		140, 145-147, 157
出産場所	**2**, 98	助産師主導分娩施設	2, **3**
出生時初期評価	156	女性医療従事者	190
手動式の血圧計	58		

ショック	17, 45, 49, 50, 58, 65, 67, 69-72, 87, 90, 91, 93, 128, 132-136, 139-142, 146, 193, 202, 203, 206, 209, 211, 213	陣痛	30, 37, 39, 44, 54, 84, 92, 95, 115, 116, 135
処方箋	20, 21	陣痛発来	2, 37, 93, 98, 147
徐脈	67, 141, 151, 154, 202, 203	シントメトリン	136
心因性ショック	207	心肺蘇生	63, 193, 194-213
腎盂腎炎	62, 144	心肺停止	15, 27, 126, 151, 204-206, 212
心窩部痛	77, 78, 81	心拍出量	26, 27, 201
心筋梗塞	176, 178	心拍数	26, 82, 123, 125, 135, 136, 146, 149, 150-157
神経	47, 50, 60, 205	深部静脈血栓症	145, 162, 163
神経原性ショック	139, 207, 208	腎不全	33, 77, 79, 90
親権者	12, 13, 22	（診療）記録	11, 12, 14, 58, 157
心原性ショック	207, 210, 213		
人工換気	125, 212	**す**	
人工呼吸	151-156, 188, 200-202	遂行すべき基準	19
（人工）妊娠中絶（手術）	65, 94, 160	水痘感染	179
進行流産	64	水痘肺炎	179
心疾患	207	水泡音	48
心室細動	17	髄膜炎	166
侵襲的治療	12, 13, 22	スクープ＆ラン	3
心静止	202		
新生児合併症率	95	**せ**	
新生児コット	3	性感染症	191
新生児死亡	129	正期産（期）	2, 27, 84, 85, 147, 152, 155
新生児集中治療室	157	正期産児	85, 151, 152, 154, 157
新生児処置	147	性器出血	50, 57, 61, 69-73, 92, 129, 132
新生児心停止	52, 151	正常（経腟）分娩	2, 35, 36, 37, 38, 39-45, 49, 53, 97, 110, 132
新生児蘇生	98, 104, 154, 206	生殖器官	24, 30
新生児蘇生アルゴリズム （ガイドライン）	156	生殖補助医療	54
新生児の一般的処置	148	成人呼吸窮迫症候群	179
新生児の初期評価	149	成人突然死症候群	176
新生児搬送	3, 4	性的行為	189
振戦	77, 78, 165, 169	性的挿入	189
心タンポナーデ	203	性的暴行	159, 189, 190
		喘鳴	48, 180, 210

生命危機に直結する問題（G 因子）		早産（児）	2, 9, 53, 56, 61, 73, **84**, **85**,
	51, **52**, 61, 85, 166		86, 95, 98, 103, 110-114, 122,
生命を脅かす気管支喘息	180, 181		129, 132, 148, 149, **157**, 184
生命を脅かす（一刻を争う）緊急事態		双胎（妊娠）	43, 45, 53, 56,
	65, 72, 88, 91, 93, 94, 120,		61, 84, 110-112, 125
	123, 124, 126, 164, 173, 174, 177	相対的過短臍帯	**124**
生命を脅かす出血	68, 71, 124	総肺容量	25
声門	197-199	蒼白	45, 49, 149, 159, 169
絶飲食	67, 71, 89, 127, 175, 210	創部感染	63, 144
絶対的過短臍帯	123, 124	創部離開	144
切迫流産	64, 66	足位	96, 97, 119
説明責任	10, **19**	塞栓症	203
セリック法	**197**, 212	組織遺残	135
遷延分娩	134, 143	訴訟	8, 22
前期破水	84, 120	蘇生成功	150, 155, 206
鮮血	57, 93	蘇生への反応	**155**
仙骨岬角	35	蹲踞位	99, 104
前在肩甲	41, 115-117	**た**	
全身観察（産科的―）	46, **52**,	タートルネックサイン	116
	56, **57**, **58**, 112, 167	ターニケット駆血帯	173
全身倦怠感	142-144, 169	第 1 回旋	**39**
（全身性）強直間代発作	55, **79**, **80**	第 1 三半期	47, 64, 209, **223**
先進部	38, 39, 45, 57, 85, 94	第 2 回旋	**39**
前置血管	154	第 2 三半期	27, 47, 64, 209, **223**
前置胎盤	33, 37, 52, 73, 87, 90, **92**, **93**,	第 2 児の娩出	113, 114
	97, 111, 112, 119, 129, 154, 190, **209**	第 3 回旋	**40**
穿通性外傷	171, 203	第 3 三半期	25, 27, 28, 30, 31, 34, 47,
穿通胎盤	94		160, 173, 193, 198, 201, 209, **223**
先天性形態異常	95	第 3 度裂傷	132
先天性心疾患	176	第 4 回旋	**40**
前頭部痛	77, 78	第 4 度裂傷	132
そ		体系的価値感	18
増悪寛解因子	54	大口径の静脈路	64, 67, 71, 88, 127,
双角子宮	97, 139		136, 140, 146, 170,
			171, 174, 178, 208

胎児	3, 11, 15, 22, 34, 37-39, 42, 44, 45, 51, 53, 55-57, 59, 61, 64, 65, 68, 89, 91, 92, 103, 116, 162, 164, 170, 187, 194, 201, 204-206, 208, 212
胎児アルコール症候群	184
胎児形態異常	97
胎児死亡（率）	79, 83, 94
胎児心音	59
胎児成長経過	6
胎児先進部	<u>94</u>, <u>95</u>, 110, 119, 120
胎児先進部異常	73, 84, 85, 93, 107, 109, 112, 114, 119, 129
胎児低酸素（血症）	27, 29, 34, 119, 121, 208, 213
胎児頭蓋の解剖	**35**
胎児の蘇生	171
胎児の評価	**58**
胎児（心拍数）モニタリング	59, 120
代償不能状態	30, 34
大静脈圧迫	27, 34, 88, 89, 126, 162, 164, 180, 201, 208
大腿骨骨折	50
胎動	54-57, 59, 61, 91, 173
胎動がない強い腹痛	55, 61
胎盤	26, 31, 38, 42, 55, 75, 76, 91, 92, 125, 168, 206, 213
胎盤（組織）遺残	38, 52, 135, 142
胎盤形成異常	76
胎盤血流（量）低下	29, 208, 213
胎盤早期剥離	52, 125, 184, 190
胎盤組織	64
胎盤の外傷	125
胎盤の自然剥離	42
胎盤娩出	38, <u>42</u>, <u>43</u>, <u>139</u>
胎便（吸引）	37, 57, 59, 98, <u>155</u>, 156
胎便混濁	155
怠慢による過失	22
大量の外出血	46, <u>47</u>, <u>48</u>, 87
多（経）産婦	94, 97
打診	64
多胎（妊娠）	43, 53, 73, 76, 80, 84, 97, <u>111</u>, <u>112-114</u>, 134
脱水	33, 169, 181
多尿	168, 169
多文化社会	18
胆汁うっ滞	33
単胎（妊娠）	53, 109, 111
単殿位	96, 97, 119
蛋白尿	74-77

ち

チアノーゼ	46, 48, 126, 163
恥骨	35, 36, 39, 40, 117
致死的大量出血	171
中毒	185, <u>203</u>
超音波検査（診断）	5, 45, 64, 65, 70, 72, 112
腸骨弓状線	35
腸骨大腿静脈深部静脈血栓症	162, 163
腸雑音の消失	64
直近の緊急帝王切開可能な産科施設へ搬送	201
直近の（救急）病院へ（遅滞なく）（緊急）搬送	48, 60, 64, 164, 170, 174, 178, 181, 185, 203
著明な末梢浮腫	75
鎮痛	<u>44</u>, 88, 128, 210, 211
鎮痛薬（剤）	12, 44, 64, 67, 71, 127, 175, 210

つ

対麻痺	163
墜落分娩	148

つわり 165

て

低/高カリウム血症 203
帝王切開 1, 2, 11, 53, 56, 61, 83, 87, 93,
　95, 125, 132, 135, 143, 163, 201, 209
低カルシウム血症 166, 203
低血圧蘇生術 89
低血糖（症） 83, 154,
　166-168, **169-171**
低血糖ガイドライン 167
低酸素 11, 46, 79, 155, 157,
　186, 194, 203, 209
低酸素血症 126, 130
低出生体重 119
低体温 51, 86, 129, 145, 157, 203
低マグネシウム血症 202
てんかん 80, 82, 159, **165**, **166**, **167**, 191

と

頭位 56, 95-97, 106, 119
同意 8, **10**, **11-14**, 18, 19, 22,
　51, 58, 161, 163, **189-191**
頭蓋内出血 77, 79
動悸 177
統合失調症 160
到着予定時刻 78, 81, 98, 122, 128,
　137, 140, 206, 208, 211
頭頂（骨） 36, 39, 95
頭頂位 96, 109, 110
疼痛 46, 54, 127, 145,
　163, 175, 210
糖尿病 33, 53, 74-76, 80,
　115, 159, **167**, **168-171**
糖尿病管理不良 169
糖尿病性ケトアシドーシス 168-171
動脈圧 27

動脈解離（大—） 176, 177
ドメスティックバイオレンス 172, 194
努力呼吸 48, 49, 157
鈍的外傷 171

な

内出血 29, **87**, **89**, **90**, **91**,
　94, 129, 146, 207, 213
内診手技 **58**
内臓損傷 102
内部回旋 **39**, 40
ナロキソン 185, 203

に

2型糖尿病 167
二次救命処置 4
二次性分娩後大出血 131, **142**, 209
2台目の救急車出動要請 85, 86,
　98, 103, 113
尿路感染 **62**, **63**
妊娠悪阻 165
妊娠経過 6, **53**, **60**, 61
妊娠高血圧症候群 **73**, **74-84**, 112,
　113, 129, 203
妊娠高血圧腎症 **33**, 58, 73, **74**,
　75-79, **80-84**, 129
妊娠子宮 **25**, 27, **30**
妊娠週数 51, 54, 64, 209, **219**
妊娠初期評価（部門） 4, 67, 70
妊娠中の呼吸器疾患 159, **178**, 179-183
妊娠中の心疾患 159, **176**, **177**, **178**
妊娠中の性器出血 73
妊娠てんかん 166
妊娠による検査値正常範囲の変化
　31-33
妊娠反応 67
妊婦外傷 148, 159, **171**, **172-175**

妊婦健診未受診	114, 184, <u>194</u>	破水	37, 44, 51, 59, 111, 119, 143
妊婦心肺停止（妊娠中の心停止）		麦角アルカロイド	79
	15, <u>193</u>, <u>194-206</u>, 212	バッグバルブマスク	157, 181, 197, 200
妊婦の交通事故死	171	バックボード	<u>28</u>, <u>173-175</u>,
妊婦の蘇生	15, <u>193-213</u>		195, 201, 203
妊婦の糖尿病	159, <u>167</u>, <u>168-171</u>	発熱	62, 63, 134, 142-146

ね

熱傷妊婦	175
年少者	8, 12, 13, 22

の

脳梗塞	166
脳障害	119
脳静脈洞血栓症	162, 166
脳卒中	77
望まれなかった妊娠	160

は

配偶者虐待（ドメスティックバイオレンス）	172
敗血症	76, <u>143</u>, <u>144-146</u>, 207-209
敗血症性ショック	65, 207, 208
肺サーファクタント	157
肺水腫	48, <u>78-80</u>, 129, 210, 213
肺塞栓症	<u>63</u>, <u>64</u>, <u>162-164</u>, 191
バイタルサイン	29, 52, 87, 170, 171, <u>207</u>, 213
バイトブロック	198
ハイドロコルチゾン	181, 210
排尿困難	144
排尿障害	62
排便	<u>38</u>, 64, 69, 70-72
肺容量	183
剥離出血	129
剥離の徴候	42
播種性血管内凝固症候群	77, 126

発露	<u>39</u>, 44
パルスオキシメーター	187, 188, 192
半座位	99, 104, 113, 180
板状硬の子宮	50, <u>90</u>, 209
搬送	3, 4, 6, 30, 47, 52, <u>59</u>, 70, 71, <u>78</u>, 82, <u>85</u>, <u>86</u>, 103-105, 107, 108, 111, 113, 118, 120, 122, 127, 128, 134, 137, 140, 141, <u>157</u>, <u>158</u>, 161, 162, 164-167, 173-175, 178, 180, 181, 185, 188-190, 201-206, 208, 211
反跳痛	69

ひ

非インスリン依存性糖尿病	167
被害者	<u>22</u>, 188, <u>189-191</u>, 194
引き継ぎ	<u>59</u>, <u>60</u>
被告人	189
尾骨	35
非産科医療従事者	58, 139, 146
皮質盲	79
ヒステリー	166
左斜め15〜30°体位	3, 28, 80, 82, 88, 118, 126, 128, 129, 162, 164, 166, 167, 170, 171, 173-175, 178, 180, 185, 186, 195, 201-203, 205, 208, 211, 212
必要性の理論	<u>12</u>, 13
非典型的な胸痛	177
皮膚色	46, 49, <u>149</u>, <u>150</u>, 156, 157

肥満	24, 28, 63, 66, 74-76, 80, 83, 115, 134, 162, 167, 168, 176, 179, 192, 194, 205
秘密保持	8, <u>14</u>, 19, 22
冷や汗	169
病院外出産	147-157
病院外での環境および装備	148
病院前（の）医療従事者	8, 9, 10, 15-18, 161, 165, 166, 179, 207
病院前管理	62, 73, 131, 159
病院前産科医療	8
病院前分娩	147
披裂軟骨	197
ピンク色の泡沫痰の咳	177
貧血	33, 112, 113, 184
頻尿	62, 144
頻脈	69, <u>89</u>, 129, 145, 163, <u>164</u>, 187, 191

ふ

不快な悪露	144
腹腔鏡手術後	64
腹腔内出血	29, 50, 146
複合位	110
副雑音	48
腹痛	2, 55, 61, 65, <u>66</u>, <u>69</u>, 90, 91, 142, 169, 173, 175, 209
複殿位	97, 119
腹部外傷	90, 174, 175, 209
腹部聴診	64
腹部膨満感	64
腹壁破裂	63
腹膜炎症状	64
ブジー	197, 198
浮腫	24, 27, <u>75-77</u>, 108, 195, 196
婦人科的手術後出血	2
不整脈	169, 177, 187, 210

不全流産	64, 65, 143, 207
普通の酸素マスク	66, 70, 80, 88, 118, 123, 127, 140, 164, 167, 170, 171, 174, 178, 181, 185, 208
ブドウ糖	78, 154, 170
不妊手術	69
不妊治療	111, 112
部分内反症	169
フルマゼニル	185, 203
ブレード	197
プレゼンテーション	94-111, 222
プレドニゾロン	181
プロゲステロン	27, 30
プロシール	199
分時換気量	49, 174
分泌物	54, 151
分娩後大出血	38, 87, 112-114, 131, 133, <u>134</u>, <u>135-138</u>, <u>142</u>, 207, 209
分娩時仮死	95
分娩切迫	3, 60, 61, <u>85</u>, <u>98</u>, <u>122</u>
分娩前出血	50, 73, <u>86</u>, <u>87-89</u>, 92-94, 134, 154, 184, 185, 209
分娩第1期	<u>37</u>, 73, 107, 115, 209
分娩第2期	<u>38</u>, 57, 73, 106, 107, 115, 209
分娩第3期	<u>38</u>, 79, 139, 209
分娩の経過	37, 38
分娩の進行	56
分娩誘発	83, 125
分娩予定日	<u>53</u>, 93

へ

閉鎖孔筋膜	35
ヘッドイモビライザー	201
ヘルスケア	10, 14-16, 19
ヘロイン	184
弁護団体	13, 14

ベンゾジアゼピン	21, 82, 184, 185, 203	脈拍異常	89, 127, 128, 162, 175, 203, 210, 211

ほ

蜂窩織炎	184
膀胱内カテーテル	136
母（体-胎）児の循環	27, 91
補助経腟分娩	115, 133, 143, 163
母体死因	76
母体死亡	53, 70, 72, 83, 87, 162, 171, 172, 176, 179, 184, 191, 194
母体死亡率	83, 184
母体出血	85, 89, 124, 136, 146
母体徐脈	139, 140, 146
母体心停止	52
母体・胎児の長軸位置関係	73, 94, 95
母体の蘇生	15, 171, 194, 204, 212
母体（の）搬送	59, 61, 107, 113, 128, 130, 211
発作	56, 60, 61, 80-82, 180, 181, 191
本態性高血圧	73-76, 80, 90

ま

マグネシウム	203
マクロバーツ手技（体位）	102, 105, 116, 117
末梢血管拡張	26
末梢血管抵抗の低下	26
末梢浮腫	27, 75
麻痺性イレウス	64
慢性閉塞性肺疾患	180

み

右上腹部痛	77, 78, 81
ミソプロストール	42, 68, 71, 79, 136
ミダゾラム	20

む

無脈性VT	202
無脈性電気活動（PEA）	201, 202, 212

め

めまい	26, 69, 186
メンデルソン症候群	25

も

毛細血管再充満時間（CRT）	49, 66, 70
最も近い分娩施設	3
モルヒネ	44, 88, 127, 128, 175, 178, 209-213

や

薬剤管理	8, **20**, **21**
薬事法	20, 21
薬物依存症	184
薬物過剰使用	184
薬物誤用	160
薬物中毒	189
薬物投与	150, **153**, **154**-156
薬物不正使用	**184**, **185**, **186**, 192

ゆ

有害事象	**5**, **17**, **21**, 22, 154
有痛性の持続収縮子宮	129
輸液	18, 30, **50**, 67, 71, 80, 88, 127, 128, 154, **161**, 170, 174, 175, 203, 208, 210-213
癒着胎盤	87

よ

溶血	81

索引

羊水	37, 38, 45, 56, 57, 59, 61, 120, 155
羊水過少	97
羊水過多	97, 111, 119, 134, 168
羊水穿刺	125
羊水塞栓（症）	52, 73, 125, 126-128, 130, 203, 207, 209
羊水の色	57, 59
腰痛	50, 62
四つん這い	118
予定日超過妊娠	115
予備吸気量	25
予備呼吸能	34
予備呼気量	25
四胎	111

ら

ライ	94, 95, 96
ラリンギアルマスク	198-200
卵管	68, 139
卵管手術	69
卵膜	37, 38

り

リウマチ熱	176
罹患率	5, 111
リザーバー付き酸素マスク	25, 66, 70, 80, 88, 118, 123, 127, 140, 164, 166, 170, 171, 174, 178, 181, 185, 188, 200, 208, 210
リスク因子	129
流産	2, 62, 64, 65, 71, 72, 184, 185, 209
流産の既往	66
硫酸マグネシウム	2, 81, 82, 181
良質な呼吸確立	153
輪状甲状靱帯切開	198, 200
輪状甲状軟骨圧迫	197
倫理的な基準	19

る

ルーチンの気道吸引	150

わ

腕神経叢の障害	42, 45
腕神経叢麻痺	116

A

ABCDEFG（初期評価）	47-52, 60, 78, 85, 87, 90, 93 98, 112, 124, 166, 173, 177, 185
ACLS	9, 201, 203
AFLP	73, 74
ALS	85, 86
ALSO	95, 106, 107, 109, 111, 115, 135
ARDS	179
ASHHIE	59, 61
AVPU	50, 60

B

βhCG	69
βブロッカー	185
BLS	9, 199

C

cardiac tamponade	203
CEMACH（Confidential Enquiry into Maternal and Child Health）	9, 24, 76, 77, 90, 92, 125, 134, 160, 162, 163, 165, 168, 171, 176, 179, 184, 194
Couvelaire 徴候	90
CO 探知機	187
CO 中毒	186-189, 192
CPR	28, 63, 86, 116, 201-203
CRT（capillary refilling time）	49, 66, 70

cystic hygroma	107, 109

D

DIC	33, 77, 79, 126, 135
DVT	145, 146

E

EDD	5, 199, 202
embolism	203

G

global overview	46
GP	1, 4, 5, 6, 145, 146
G 因子	<u>51</u>, <u>52</u>, 60, 85, 166

H

HELLP 症候群	33, 73, 74, <u>81</u>, 83
hypothermia	203
hypovolemia	203
hypoxia	203

I

ICLS	9

K

Kussmaul 呼吸	169

L

LMA	198, 199
Lovset 法	99, 101

M

Marfan 症候群	176

Mauriceau-Smellie-Veit 手技	101, 102
MRSA（感染）	145, 146

O

OA ポジション	95
OP ポジション	61, 95, <u>106</u>, <u>107</u>, 109, 119

P

Patient Group Direction（PGD）	20
PEA	201, 202, 212
PIH	73, <u>74</u>, <u>75-79</u>, 90
PPH	133-136, 142, 144, 146

S

SADS	176
Scoop and Run	3
SpO_2	<u>25</u>
SpO_2 モニター	187, 188, 192

T

TB	179
tension pneumothorax	203
thrombin	135
thrombosis	203
tissue	135
tone	135
toxins	203
trauma	135
T ピース	181

V

VF	202

病院前救護のための産科救急トレーニング
妊娠女性・院外分娩に対する実践的な対処法 ⓒ

発　行	2014 年 3 月 1 日　1 版 1 刷
	2015 年 10 月 10 日　1 版 2 刷
	2017 年 7 月 25 日　1 版 3 刷
	2019 年 11 月 25 日　1 版 4 刷
	2025 年 2 月 1 日　1 版 5 刷

編　者　Malcolm Woollard
　　　　Kim Hinshaw
　　　　Helen Simpson
　　　　Sue Wieteska

監　訳　新　井　隆　成

発行者　株式会社　中外医学社
　　　　代表取締役　青　木　　滋
　　　　〒162-0805 東京都新宿区矢来町 62
　　　　電　話　（03）3268-2701（代）
　　　　振替口座　00190-1-98814 番

印刷・製本/横山印刷㈱　　　　〈HI・YT〉
ISBN978-4-498-06070-8　　Printed in Japan

JCOPY　＜(社)出版者著作権管理機構 委託出版物＞

本書の無断複製は著作権法上での例外を除き禁じられています．
複製される場合は，そのつど事前に，(社)出版者著作権管理機構
（電話 03-5244-5088, FAX 03-5244-5089, e-mail: info@jcopy.
or.jp）の許諾を得てください．